临床常见疾病护理知识与技能培养

武 宁 杨 然 著

中国纺织出版社有限公司

图书在版编目（CIP）数据

临床常见疾病护理知识与技能培养 / 武宁 , 杨然著
. -- 北京 : 中国纺织出版社有限公司 , 2024. 5
ISBN 978-7-5229-1621-7

Ⅰ . ①临… Ⅱ . ①武… ②杨… Ⅲ . ①护理学 Ⅳ .
① R47

中国国家版本馆 CIP 数据核字 (2024) 第 070384 号

责任编辑：范红梅　　　责任校对：王蕙莹　　　责任印制：王艳丽

中国纺织出版社有限公司出版发行
地址：北京市朝阳区百子湾东里 A407 号楼　邮政编码：100124
销售电话：010—67004422　传真：010—87155801
http://www.c-textilep.com
中国纺织出版社天猫旗舰店
官方微博 http://weibo.com/2119887771
三河市宏盛印务有限公司印刷　各地新华书店经销
2024 年 5 月第 1 版第 1 次印刷
开本：787×1092　1/16　印张：11
字数：220 千字　定价：98.00 元

前言

　　护理是一门研究如何诊断和处理人类对存在的或潜在的健康问题反应的学科。护理操作技术的娴熟与否直接影响患者的治疗效果与安全。随着医学科技的进步与生活水平的提高，人们对护理技术的要求也越来越高，这种要求不仅是技术层面的，更是心理层面的。护理学的相关理论基础以及更多人性化的护理方法、技术层出不穷，目的则是为了更好地服务患者。

　　随着现代护理的发展，护士被赋予了更多的角色，但护士最基本、最重要的职能就是要将基础护理理论、基础护理知识和基础护理技能应用到临床工作中去。特别是以现代护理观为指导的整体护理，实质就是通过优质的护理服务满足患者身心健康的需要，并以此为中心不断充实与扩展。儿看似简单的饮食、排泄、翻身、拍背、吸痰、服药等基础护理工作恰恰是帮助患者实现生理、心理满足和康复的第一步，是为患者提供系统、全方位照顾的基础和核心。基础护理是整体护理的最基本组成部分。特别是近年来基础护理在原有基础上又结合了患者生理、心理和康复的需要，使内涵越来越丰富。它不仅是观察病情最佳的途径，是护患沟通最好的桥梁，而且是护理工作贴近患者最直接的体现，是患者评价护理服务质量最有效的平台。因此，开展好以患者为中心的整体护理必须以做实基础护理为基准，把基础护理当作提升整体护理水平的基石，才能推动整体护理迈向一个新的台阶。

　　随着护理职能的不断拓展与延伸，护理手段的不断更新与护理技术的不断发展，在强调专科护理，强调高、精、尖技术的同时，也不能忽视基础护理工作。基础护理是整体护理的重要内容，整体护理观是贯穿基础护理工作的重要理念，二者不可分割。全书共七章，系统地介绍了内科、外科、妇产科、儿科、精神科、传染病、老年人常见疾病的护理常规、健康教育等内容。本书既可作为临床护士日常工作的工具书，也可作为医学院校师生学习和教学的重要参考书。

　　本书由唐山职业技术学院武宁和杨然共同编写，其中武宁负责编写第一章、第二章、第三章和第六章共计 11 万字符，杨然负责编写第四章、第五章和第七章共计 11 万字符，全书由武宁统稿。

　　由于时间仓促，笔者水平有限，书中难免存在疏漏之处，恳请广大读者批评指正，不吝赐教。

著者

2024 年 1 月

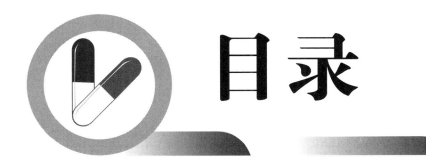

目录

第一章 内科疾病的护理

本章主要论述了心内科疾病、血液内科疾病、肾内科疾病、内分泌科疾病、消化内科疾病、神经内科疾病的护理，重点突出了护理要点及包括心理护理在内的健康教育。

第一节 心内科疾病的护理

心内科疾病包括心绞痛、高血压、猝死、心律失常、心力衰竭、早搏、心律不齐、心肌梗死、心肌病、心肌炎、心肌梗塞等心血管疾病。下面主要介绍心源性呼吸困难、心悸、心前区疼痛、心脏瓣膜病等常见心内科疾病的护理常规。

一、心源性呼吸困难

心源性呼吸困难是指由于各种心血管疾病引起患者呼吸时感到空气不足，呼吸费力，并伴有呼吸频率、深度与节律异常。

（一）护理措施

1. 病情观察

密切观察病情变化，注意呼吸困难是否有改善、皮肤发绀是否减轻、血气分析结果等，观察患者卧位角度，是否可平卧休息。必要时予床旁心电监护，监测心率、心律、血压及氧饱和度变化。

心力衰竭患者发生静息或轻微活动时即有呼吸困难等，冠心病患者出现急性胸痛、多汗、心动过速或心动过缓、出现高血压或低血压及晕厥等，肺栓塞患者静息时即有呼吸困难、发热、低氧血症、心动过速及出现高血压等情况应及时通知医师，备好无创呼吸机、急救车等急救设备。

2. 休息与卧位

嘱患者卧床休息，根据病情需要取半卧位或端坐位。病室经常通风，衣服宽松，盖被轻软，以保证患者的舒适与安全。

3. 饮食护理

根据患者基础疾病及缺氧程度选择合适的饮食种类。选择低盐、低脂、富含维生素、易于消化的食物，降低基础代谢，坚持少食多餐，减少消化系统血液供应，减轻心脏负担。

4. 给氧

给予间断或持续氧气吸入，根据病情调节氧流量及选择适当湿化剂进行湿化。

5. 用药护理

遵医嘱给予抗心力衰竭、抗感染等药物治疗，以改善肺泡通气。观察药物效果及不良反应。静脉输液时严格控制滴注速度，一般 20～30 滴 / 分钟，以免引起急性肺水肿。

（二）健康教育

根据出院后生活和工作条件，与患者共同商讨、修订活动计划，以保证活动计划有效实施。根据病情劝告患者在职业、家庭、社会关系方面进行必要的角色转换。

二、心悸

心悸是一种自觉心脏跳动的不适感或心慌感。当心率加快时感到心脏跳动不适，心率缓慢时则感到搏动有力。

（一）护理措施

1. 病情观察

密切观察病情变化，注意生命体征、心律变化及伴随症状等。心悸症状频繁发作者，可连接床旁心电监护，当出现心律失常时，及时通知医师并行心电图检查。

2. 休息与卧位

保持室内空气新鲜，卧床休息，注意保暖。

3. 饮食护理

心悸患者宜食用纤维素丰富、易消化的食物，保持大小便通畅。

4. 用药护理

遵医嘱给予抗心律失常药物治疗，观察药物的疗效及不良反应，积极治疗原发病。

5. 心理护理

多巡视，建立良好的护患关系，做好心理护理，避免患者因紧张、焦虑情绪使交感神经兴奋，诱发心律失常从而加重心悸。

（二）健康教育

教会患者及家属自测脉搏、节律，发现异常或出现胸闷、心悸等不适时应及时就诊。嘱患者劳逸结合，保证充足的休息与睡眠，保持乐观情绪，戒烟戒酒，避免摄入刺激性食物，如咖啡、浓茶等，避免过饱。

三、心前区疼痛

心前区疼痛是指由各种化学因素或物理因素刺激支配心脏、主动脉或肋间神经的感觉

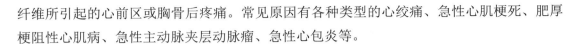

纤维所引起的心前区或胸骨后疼痛。常见原因有各种类型的心绞痛、急性心肌梗死、肥厚梗阻性心肌病、急性主动脉夹层动脉瘤、急性心包炎等。

（一）护理措施

1. 病情观察

密切观察病情变化，注意生命体征变化，记录疼痛持续时间，并观察有无面色改变、大汗、恶心、呕吐等伴随症状。每天评估患者心前区疼痛程度并做好记录。常见的疼痛程度评估方法包括视觉模拟评分法和脸谱示意图评分法。视觉模拟评分法：画一直线，长10cm，两端分别标明"0"和"10"，"0"端代表无痛，"10"端代表最严重的疼痛。让患者在直线上标出自己疼痛的相应位置，然后用直尺测定直线起点至患者标明的记号点之间的距离，该长度即为患者的疼痛评分值。

2. 休息与卧位

保持室内空气新鲜，疼痛剧烈者卧床休息，注意保暖。

3. 急救护理

患者急诊入院，则应在 10 分钟内完成首份心电图的采集，怀疑急性心肌梗死患者立即做好急诊介入治疗术前准备，开放静脉通路。

4. 用药护理

遵医嘱给予扩张血管、强心、抗心力衰竭、止痛等药物治疗，观察药物的疗效和不良反应。静脉泵入硝酸甘油或硝酸异山梨酯的患者，需密切监测血压及心率的变化，部分患者用药后出现面色潮红、头痛、头晕、心动过速、心悸等症状，是由药物扩张血管造成的。给予吗啡或哌替啶止痛的患者，随时询问患者止痛效果及伴随症状改善，注意有无呼吸抑制、心率过快的不良反应。

5. 心理护理

患者通常会由于疼痛或对疾病的恐惧而产生焦虑，多与患者沟通，使其对治疗产生信心，减轻焦虑。

（二）健康教育

指导患者避免引起疼痛的诱发因素，如避免过度劳累、情绪过悲过喜、寒冷刺激等，避免过饥或过饱；保持大小便通畅；禁烟酒。告知高危患者如出现心前区疼痛应立即就医。如患者出现服药后疼痛不缓解，也应及时就医。

四、心脏瓣膜病

心脏瓣膜病是指由于炎症、缺血坏死、退行性改变等原因引起单个或多个瓣膜的功能

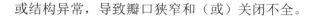

或结构异常，导致瓣口狭窄和（或）关闭不全。

（一）护理措施

1. 术前护理

（1）改善循环功能，防止心力衰竭。部分瓣膜病患者心功能较差，应注意防止心力衰竭，可适当限制患者活动量；给予吸氧；限制液体入量；遵医嘱给予强心、利尿、补钾药物和血管扩张药物，并观察药物效果和有无不良反应的发生。

（2）预防感染。采取严格措施预防上呼吸道和肺部感染。

（3）改善营养状况，提高机体抵抗力。

（4）注意患者安全，防止颅脑外伤。评估患者易跌倒的危险因素：高龄、长期卧床、应用镇静安眠药、扩血管药、降压药、有晕厥史、心绞痛史、糖尿病病史等；对患者做好宣教，加强巡视，嘱家属陪同。

2. 术后护理

（1）改善心功能，维持循环功能稳定。①严密监测心功能情况。②遵医嘱给予强心、利尿和补钾药物，观察药物作用和有无不良反应发生。③控制输液量和输液速度。④维持有效循环血量，术后 24 小时液体基本负平衡。⑤心脏瓣膜病患者易发生各种心律失常，应加强观察和护理。

（2）呼吸道管理。部分患者术前反复肺部感染，术后应注意加强呼吸道管理；部分患者术前并发肺动脉高压。

（3）抗凝治疗的护理。遵医嘱于术后 24 ～ 48 小时开始给予华法林抗凝，并监测凝血酶原时间活动度 INR，根据 INR 调整华法林用量，维持 INR 在 2.0 ～ 2.5，心房颤动患者应适当增加抗凝强度。

（4）维持电解质平衡。瓣膜病患者因术前长期营养不良、应用利尿剂和术后尿多等原因，术后易发生电解质紊乱，故应严密监测血清离子情况并及时调整离子浓度，维持术后血清钾在 4 ～ 5mmol/L，补钾同时适当补镁。

3. 并发症的观察与护理

（1）出血。①观察：密切观察引流液的量和性质，有无心脏压塞，有无皮肤和黏膜出血，有无脑出血等。②护理：定期复查凝血情况，遵医嘱减少或暂停抗凝药，必要时给予维生素 K 肌内注射，并给予对症处理。如引流液较多，遵医嘱给予止血药物，必要时根据活化部分凝血酶时间（APTT）给予鱼精蛋白，补充成分血。若引流量持续 2 小时超过 4mL/（kg·h），伴引流液鲜红、有较多的凝血块、血压下降、脉搏增快、患者躁动和出冷汗等低血容量的表现，考虑有活动性出血，及时通知医师，做好再次开胸止血的准备。

（2）动脉栓塞。①观察：患者是否出现脑及四肢动脉栓塞表现。②护理：定期复查凝血情况，遵医嘱增加抗凝药剂量。

（3）瓣周漏。①观察：患者有无血流动力学持续不稳定、突发急性肺水肿、心力衰竭进行性加重和血尿等表现。②处理：确诊后尽快二次手术。

（4）机械瓣膜失灵。①观察：患者有无一过性或持续性意识丧失、晕厥、发绀和呼吸困难等。②护理：如确认机械瓣膜失灵，立即叩击心前区并心肺复苏，同时准备急诊手术。

（二）健康教育

1. 预防感染

注意个人和家庭卫生；注意天气变化，预防呼吸道感染；如出现皮肤感染、外伤感染、牙周炎、感冒等，应及时治疗，以防止感染性心内膜炎。

2. 饮食指导

患者宜进食高蛋白、丰富维生素、低脂肪的易消化饮食，少食多餐。

3. 休息与活动

出院后注意休息，术后 3 ～ 6 个月后可根据自身耐受程度，适当进行户外活动。为促进胸骨愈合，应避免做牵拉胸骨的动作，如举重、抱重物等。每天做上肢水平上抬练习，避免肩部僵硬。

4. 遵医嘱服药

按医嘱准确服用强心、利尿、补钾及抗凝药物。

5. 抗凝剂用药指导

（1）服药时间和剂量。生物瓣抗凝 3 ～ 6 个月，机械瓣终身抗凝。告知患者严格按照医嘱用药，不能擅自增加或减少剂量。术后半年内，每月复查凝血情况，遵医嘱调整用药剂量，更换机械瓣患者半年后可每 6 个月复查一次。

（2）预防抗凝过量。苯巴比妥、阿司匹林、双嘧达莫、吲哚美辛等药物能增加抗凝作用，用药时需咨询医师；如患者出现牙龈出血，口腔黏膜、鼻腔出血，皮肤发绀、瘀斑、出血，血尿等表现，或头晕、头痛、呕吐、意识障碍、运动障碍、语言障碍等脑出血表现，应及时就诊并做相应处理。

（3）预防抗凝不足。维生素 K 等止血药能降低抗凝作用，用药时需咨询医师；少吃或不吃富含维生素 K 的食物，如菠菜、白菜、菜花、胡萝卜、西红柿、蛋、猪肝等，以免降低药物的抗凝作用。如出现四肢活动障碍、皮肤厥冷、疼痛、皮肤苍白等动脉栓塞表现，或晕厥、偏瘫等脑栓塞表现，应及时就诊并做相应处理。

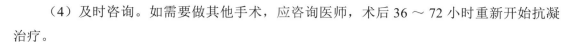

（4）及时咨询。如需要做其他手术，应咨询医师，术后 36 ～ 72 小时重新开始抗凝治疗。

6. 婚姻与妊娠

术后不妨碍结婚和性生活，但应该在术后 1 ～ 2 年后心功能完全恢复为宜。女性患者婚后一般应避孕，如坚持生育，应详细咨询医师取得保健指导。

7. 定期复查与随诊

出院后按期复查超声心动图，心电图，胸部 X 线检查和凝血功能，水、电解质情况；如出院后出现心悸、呼吸困难、发绀、尿少、水肿等症状，应及时就诊。

第二节　血液内科疾病的护理

一、缺铁性贫血的护理

缺铁性贫血是指体内可用来制造血红蛋白的贮存铁缺乏，血红蛋白合成减少而引起的一种小细胞、低色素性贫血，是最常见的一种贫血，以生育年龄的妇女（特别是孕妇）和婴幼儿发病率较高。

（一）一般护理措施

1. 休息与活动

轻度的缺铁性贫血症可适当活动，一般生活基本能自理，但不宜进行剧烈运动和重体力劳动；严重的缺铁性贫血多存在慢性出血性疾病，体质虚弱，活动无耐力，应卧床休息，给予生活协助。患者调整变换体位时要缓慢并给予扶持，防止因体位突变发生晕厥、摔伤。

2. 皮肤与毛发

保持皮肤、毛发的清洁，除日常洗漱，如洗脸、洗手、泡足、洗外阴、刷牙漱口之外，定时周身洗浴、洗头、更衣，夏日每天洗澡 1 ～ 2 次，春秋每周 1 ～ 2 次，冬日每周 1 次，每月理发 1 次。重度卧床患者可在床上洗头、擦浴、更衣、换被单。长期卧床者要有预防压疮的措施，如定时翻身、变换卧位，同时对受压部位给予温水擦拭及压疮贴贴敷，保持床单平整、清洁、干燥、舒适。

3. 营养

给予高蛋白、富含铁的饮食，纠正偏食不良习惯。除谷物主食外，多选用动物肝、肾、瘦肉、蛋类、鱼类、菌藻类，增加维生素 C 含量，食用新鲜蔬菜和水果，以利于铁的吸收。

4. 心理

主动关心、体贴患者，做好有关疾病及其自我护理知识的宣传教育。多与患者沟通交谈，了解和掌握其心理状态，特别是久病的重症者，要及时发现其情绪上的波动，并给予有针对性的帮助，疏导解除其不良心态，使其安心疗养。

（二）重点护理措施

1. 疲乏、无力、心悸、气短者

应卧床休息以减少耗氧量，必要时给予吸氧疗法。

2. 皮肤干皱，指（趾）甲脆薄者

注意保护，应用维生素 A 软膏或润肤霜涂擦，滋润皮肤，防止干裂出血、疼痛；不留长指（趾）甲，定期修剪，防止折断、损伤；选用中性无刺激性洗涤剂，不用碱性皂类。

3. 口腔炎、舌炎疼痛者

给予漱口液漱口，餐后定时进行特殊口腔护理，有溃疡时可用 1% 龙胆紫涂抹创面或贴敷溃疡药膜。

4. 出现与缺铁有关的异常行为者

及时与医师联系，给予合理的处理。

5. 药物护理

按医嘱给患者服用铁剂，并向患者说明服用铁剂时的注意事项。①为避免胃肠道反应，铁剂应进餐后服用，并从小剂量开始。②服用铁剂时忌饮茶，避免与牛奶同服，以免影响铁的吸收。③可同服维生素 C 以增加铁的吸收。④口服液体铁剂时，患者必须使用吸管，避免牙齿染黑。⑤要告诉患者对口服铁剂疗效的观察及坚持用药的重要性。治疗后网织红细胞数开始上升，1 周左右达高峰，血红蛋白于 2 周后逐渐上升，1 ~ 2 个月后可恢复正常。在血红蛋白完全正常后，仍需继续补铁 3 ~ 6 个月，待血清铁蛋白 >50 μg/L 后才能停药。

（三）健康教育

1. 介绍疾病知识

缺铁性贫血是指由于各种原因使机体内贮存铁缺乏，导致血红蛋白合成不足，红细胞的成熟受到影响而发生的贫血。红细胞的主要功能是借助所含的血红蛋白把氧运输到各组织器官，所以缺铁性贫血主要表现是与组织缺氧有关的系列症状和体征。血红蛋白又是血液红色来源，故贫血患者可有不同程度的皮肤黏膜苍白、毛发干枯无华，同时可有疲乏、无力、心慌、气短等症状，个别的有异食癖。如果患者存在原发疾病，还应介绍相关的疾病知识，令其了解缺铁性贫血是继发引起，应积极配合诊治原发疾病。一般的缺铁性贫血

通过合理的治疗是可以缓解和治愈的。

2. 心理指导

缺铁性贫血病程长，患者多有焦虑情绪，应鼓励患者安心疗养。对于可能继发某种疾病引起的缺铁性贫血患者，在原发性疾病未查清之前，患者疑虑重的，给予安慰和必要的解释，使之减少顾虑，指导其积极配合检查以明确诊断，以利于更合理的治疗。

3. 检查治疗指导

常用检查项目有血液化验和骨髓穿刺检查，以确定是否为缺铁引起的贫血。检查操作前向患者做解释，如检查目的、方法、采血或采骨髓的部位、体位及所需的时间等。在接受治疗的过程中，有些检查要重复做，以观察疗效或确诊，这一点需向患者做详细说明，减少患者顾虑，使之愿意配合。对于缺铁原因不明的还须进行其他检查，如胃肠内窥镜、X 线片、粪潜血检验等，也要向患者说明查前、查中如何配合医护人员及检查后的注意事项。治疗过程中，尤其铁剂治疗，要向患者说明用药方法和可能的不良反应，让患者有心理准备，一旦出现不良反应，主动及时地向医护人员反映，尽早得到处置。

4. 饮食指导

（1）选用高蛋白含铁丰富的食物。谷类，如小米、糯米、高粱、面粉等；肉禽蛋类，如羊肝、羊肾、牛肾、猪肝、鸡肝、鸭蛋、鸡蛋等；水产类，如黑鱼、咸带鱼、蛤蜊、海蜇、虾米、虾子、虾皮、鲫鱼等；蔬菜，如豌豆苗、芹菜、小白菜、芥菜、香菜、金花菜、太古菜、苋菜、辣椒、丝瓜等；豆类及其制品，如黄豆、黑豆、芝麻、豇豆、蚕豆、毛豆、红腐乳、豆腐、腐竹、豆腐干、豆浆等；菌藻类（含铁非常丰富），如黑木耳、海带、紫菜等。

（2）多食含维生素 C 的食物有利于铁的吸收。

（3）克服偏食。从多种食物中获取全面的营养，制订食谱，有计划地将饮食多样化；改进烹调技巧，促进食欲。

（4）用铁锅烹调。

5. 休息、活动指导

病情危重者绝对卧床休息，避免活动时突然变换体位致直立性低血压，进而头晕、摔倒。生活规律，睡眠充足，休养环境安静、舒适，病情许可情况下可适当娱乐，如看电视、听广播、读书、看报。根据病情设定活动强度，病情好转过程中逐渐加大活动量。

二、慢性白血病的护理

慢性白血病是一组起病较隐匿、病程进展缓慢、外周血和（或）骨髓出现幼稚细胞增多但分化相对较好的血液系统恶性疾病。

（一）护理措施

（1）体位。注意适当的运动，避免劳累，注意安全。巨脾患者饭后取左侧卧位，减少巨脾对消化道的压迫症状。

（2）饮食指导。常吃富含蛋白质的食物，如动物血和内脏、瘦肉、豆制品等。常吃含铁质、维生素丰富的食物，养成少食多餐的进食规律。

（3）病情观察。①观察活动后的心率和呼吸情况。②观察有无局部或全身感染的症状和体征。

（4）用药护理。观察药物疗效及有无恶心、呕吐、口腔溃疡等不良反应。

（5）基础护理。应保持个人卫生，经常更换床单，勤换内衣，勤洗澡。

（6）专科护理。出血时就地压迫及填塞止血。气温高时，慢性白血病患者的伤口不易愈合，尽量减少手术等。慢性白血病患者因自身凝血机制差，应尽量减少意外。

（7）给予心理支持，执行保护性医疗制度。

（二）健康教育

（1）指导患者加强自我保护，预防感染和出血，嘱患者避免去公共场所，避免接触传染病患者，防止各种损伤的发生。

（2）告知患者，如有流感症状或其他部位轻微感染时应及时就诊。

（3）遵医嘱坚持用药，定期复诊。

第三节　肾内科疾病的护理

一、一般护理常规及健康教育

（一）护理常规

（1）体位护理。急性期及严重肾功能衰竭时应绝对卧床休息，协助其完成各种日常生活活动。缓解或恢复期应适当卧床休息，避免劳累，注意保暖。

（2）饮食护理。根据不同病情，为患者制订合理的营养计划，摄入营养丰富的食物，限制水、钠盐和蛋白质的摄入。轻度水肿不过分限水，钠盐少于 3g/d；重度水肿伴少尿每日摄水量少于 100mL，无盐饮食给予优质蛋白饮食，同时有充足的热量摄入，改善机体营养状态，增加机体的抵抗力。

（3）病情观察。严密观察并记录患者生命体征的变化，尤其是血压变化的情况，定时测量血压。对于高血压患者，更应严密观察体液的变化，严格记录患者 24 小时出入量，定期测量体重。

（4）感染预防。严格执行操作规程，保持室内空气清新及温湿度适宜，减少探访人数及次数，以防交叉感染，注意水肿部位及程度变化，保持口腔及皮肤清洁。

（5）用药护理。严格遵医嘱用药，观察患者用药后的效果及副作用，如有异常及时告知医生，观察有无呼吸系统、泌尿系统、皮肤、口腔等部位感染的发生。协助患者做好全身皮肤的清洁卫生，同时注意保护皮肤，以免损伤水肿的皮肤引起感染。

（6）基础护理。观察患者有无疲倦、头痛及血压、面容、情绪及心理反应等，了解其对疾病的认识。

（7）尿异常的护理。正确留取尿标本，为诊疗提供依据。血尿时，应卧床休息，适当多饮水，防止血块堵塞和感染。

（8）心理护理。应经常安慰、鼓励患者去除不良心理因素，使之能密切配合治疗，争取治愈或延缓病程进展。

（二）健康教育

（1）指导严重水肿患者以卧床休息为主，轻度水肿患者卧床休息与活动交替进行。

（2）根据病情及医嘱指导患者选择适宜的饮食，严格遵守饮食计划。

（3）指导患者坚持遵医嘱用药，切勿自行减量或停用药物，了解药物的常见不良反应。

（4）指导患者准确留取各种血、尿标本，特别是 24 小时尿蛋白定量、尿培养等。

（5）讲解积极预防感染的重要性，讲究个人卫生，注意休息。

（6）指导患者学会自我监测血压、尿量、体重，定期门诊随访，监测肾功能、电解质等。

（7）心理护理。护士应做好患者及家属的思想工作，解除患者的各种心理障碍，增加其战胜疾病的信心。

二、肾小球肾炎护理

（一）护理措施

（1）体位护理。急性期或水肿严重者，应绝对卧床休息。当水肿减轻、血压平稳后，可渐进性下床活动。

（2）饮食护理。给予低盐、低脂、易消化和富含维生素的饮食。在急性期控制蛋白质摄入，恢复期时不必再限制，同时保证足够的热量。

（3）病情观察。观察水肿情况，记录 24 小时出入量，清晨测体重，观察尿量的变化，观察血压情况，观察有无呼吸困难、头痛、呕吐等情况。

（4）用药护理。观察用药后的反应，使用激素及免疫抑制剂后，观察有无心悸、感

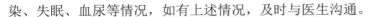

染、失眠、血尿等情况，如有上述情况，及时与医生沟通。

（5）基础护理。保持患者个人卫生及病房清洁，预防感染。

（6）心理护理。及时疏导患者的心理问题，多与患者沟通、交流，多关心患者，提供良好的休养环境。

（二）健康教育

（1）指导患者避免重体力劳动，劳逸结合，适度锻炼，保持良好的休息，增强机体抵抗力。

（2）指导患者严格遵守饮食治疗原则，尤其是蛋白质的合理摄入及控制水、钠盐的摄入量。

（3）指导患者及家属出院后正确用药，不可随意调整用药，并注意避免应用肾毒性药物。

（4）教会患者及家属监测血的方法，做好自我防护，预防感染的发生。

（5）告知患者定期复查，如有乏力、食欲缺乏、尿量减少、水肿等症状，应及时就医。

（6）指导患者养成良好的生活习惯及卫生习惯，学会自我调适，保持积极向上的良好心态。

三、糖尿病肾病护理

（一）护理措施

（1）饮食护理。以优质低蛋白饮食为主，牛奶蛋白是最好的，其次是禽蛋蛋白，再次是鱼类蛋白、瘦肉蛋白，植物蛋白为劣质蛋白，如豆制品。同时，还应注意高钙低磷，动物内脏、虾皮、排骨不宜多吃。

（2）病情观察。监测生命体征、体重、水肿、血糖、尿检结果及肾功能变化、生化指标等，如发现异常及时通知医生。

（3）用药护理。在应用胰岛素、利尿剂、降压药、透析等治疗时，应观察用药后反应，出现不良反应时及时给予处理。

（4）糖尿病肾病患者抵抗力差，应严格执行无菌操作；透析患者应保护好动静脉内瘘。

（二）健康教育

（1）告知患者适量活动，避免劳累，增强机体抵抗力。

（2）告知患者应控制碳水化合物的摄入，保证每日热量达到 125.6 ～ 146.5J/kg。应采用优质低蛋白饮食，且采用优质动物蛋白，要尽量减少食盐的摄入，采取低盐饮食。

（3）告知患者严格按医嘱用药，合理应用药物控制血糖，避免应用对肾脏有损害的药物。

（4）告知患者每日监测体重，准确记录出入量，学会自我检测血糖及血压。透析者保护好动静脉内瘘。

（5）告知患者定期复查，将每日血糖及血压的监测结果及时反馈给医生。

第四节　内分泌科疾病的护理

一、席汉综合征的护理

（一）护理措施

（1）合理休息。避免过度活动，注意劳逸结合，注意保暖。

（2）饮食护理。给予高钙、高热量、高蛋白、高维生素饮食，禁烟酒。

（3）病情观察。①观察生命体征变化，如患者自诉不适，及时通知医生。②注意监测体温变化，观察有无感染征象。③观察患者水肿情况，每天测量体重，记录 24 小时出入量。④观察进食及二便情况。

（4）用药观察。应用肾上腺皮质激素等药物治疗时，应注意观察疗效和不良反应。此类药物的主要不良反应是食欲缺乏、恶心、呕吐、嗜睡、乏力等，部分药物肝损害较大，应定期检查肝功能。

（5）感染的预防与护理。患者由于抵抗力下降，易发生各种感染。应保持病室环境及床单的整洁，温湿度适宜。保持皮肤、口腔及会阴部清洁，避免皮肤损伤。尽量减少到公共场所活动。

（6）密切注意患者精神状态的改变，如患者出现精神症状，应表示同情并加强保护，防止坠床、自伤、误服等意外发生。

（7）活动指导。鼓励患者参加娱乐活动，但应避免剧烈运动，调节心情。

（8）心理护理。鼓励患者表达自己的感受，给患者提供有关疾病的资料和已治疗成功的病例，帮助患者树立战胜疾病的自信心，指导患者穿合体衣服，进行恰当的修饰，增加心理舒适感。

（二）健康教育

（1）合理休息：避免过度活动，注意保暖。

（2）指导患者进食高钙、高热量、高维生素、高蛋白饮食，保证摄入均衡的营养。禁烟酒。

（3）告知患者有关疾病过程及治疗方法，指导患者正确用药并学会观察药物的疗效和不良反应，使用皮质激素替代治疗者指导其了解相关注意事项。

（4）指导患者在日常生活中要注意预防感染，保持皮肤的清洁，防止外伤、骨折的发生。

（5）指导患者及家属有计划地安排力所能及的活动，让患者独立完成，以增强其自信心和自尊心。

（6）做好出院指导，指导患者按时服药，定期门诊复查。

二、皮质醇增多症的护理

（一）护理措施

（1）合理休息。尽量嘱患者平卧，抬高双下肢，有利于静脉回流。

（2）饮食护理。给予低钠、高钾、高蛋白、低糖、低热量饮食，避免刺激性食物，戒烟酒，适量摄入含钙和维生素 D 的食物，以防止发生骨质疏松。

（3）病情观察。①观察生命体征尤其是心律、心率、血压的变化，一旦发现有左心衰表现，应立即协助患者取半卧位，给予氧气吸入，遵医嘱进行抗心衰处理。②观察有无低血钾症状，如出现恶心、呕吐、腹胀、乏力、心律失常等情况时，应及时抽血测血钾水平并描记心电图，与医师联系配合处理。③注意监测体温变化，观察有无感染征象。④观察患者水肿情况，每天测量体重，记录 24 小时出入量。

（4）用药观察。应用肾上腺皮质激素合成阻滞药治疗时，应注意观察药物疗效和不良反应。此类药物的主要不良反应是食欲缺乏、恶心、呕吐、嗜睡、乏力等，部分药物肝损害较大，应定期检查肝功能。

（5）感染的预防与护理。患者由于抵抗力下降，易发生各种感染。应保持病室环境及床单的整洁，温湿度适宜。保持皮肤、口腔及会阴部清洁，避免皮肤损伤。尽量减少到公共场所活动。

（6）密切注意患者精神状态的改变，如患者出现精神症状，应表示同情并加强保护，防止坠床、自伤、误服等意外发生。

（7）活动指导。避免剧烈活动，防止碰撞或跌倒而引起骨折，变换体位时动作宜轻，必要时卧硬板床。

（8）帮助患者准确留取各种标本，并向其说明留取标本化验的重要性，以取得患者配合。

（9）心理护理。鼓励患者表达自己的感受，给患者提供有关疾病的资料和已治疗成功的病例，帮助患者树立战胜疾病的自信心，指导患者穿合体衣服，进行恰当的修饰，增加心理舒适感。

（二）健康教育

（1）指导患者合理休息。尽量平卧，抬高双下肢，有利于静脉回流。

（2）指导患者进食低钠、高钾、高蛋白饮食，保证营养摄入均衡。

（3）告知患者有关疾病过程及治疗方法，指导患者正确用药并学会观察药物的疗效和不良反应，使用皮质激素替代治疗者，指导其了解相关注意事项。

（4）指导患者在日常生活中要注意预防感染，保持皮肤的清洁，防止外伤、骨折的发生。

（5）嘱患者做好自我护理，避免到人多的公共场所，以免造成感染，保持心情愉快。

（6）指导患者及家属有计划地安排力所能及的活动，让患者独立完成，以增强其自信心和自尊心。

（7）做好出院指导，指导患者按时服药，定期门诊复查。

第五节 消化内科疾病的护理

一、胃炎的护理

胃炎是指不同病因所致的胃黏膜炎症，通常包括上皮损伤、黏膜炎症反应和细胞再生三个过程，是最常见的消化道疾病之一。

（一）急性胃炎护理

急性胃炎是由多种病因引起的急性胃黏膜炎症，内镜检查可见胃黏膜充血、水肿、出血、糜烂及浅表溃疡等一过性病变。临床上，以急性糜烂出血性胃炎最常见。

1.休息与活动

注意休息，减少活动。急性应激致病者应卧床休息。

2.饮食护理

定时、规律进食，少食多餐，避免辛辣刺激性食物。

3.用药指导

指导患者遵医嘱，慎用或禁用对胃黏膜有刺激作用的药物，并指导患者正确服用抑酸剂、胃黏膜保护剂等药物。

（二）慢性胃炎的护理

慢性胃炎是由各种病因引起的胃黏膜慢性炎症，其发病率在各种胃病中居首位。

1. 一般护理

（1）休息与活动。急性发作或伴有消化道出血时应卧床休息，并可用转移注意力、做深呼吸等方法来减轻焦虑、缓解疼痛。病情缓解时，进行适当的运动和锻炼，注意避免过度劳累。

（2）饮食护理。以高热量、高蛋白、高维生素及易消化的饮食为原则，宜定时定量、少食多餐、细嚼慢咽，避免摄入过咸、过甜、过冷、过热及辛辣刺激性食物。

2. 病情观察

观察患者消化不良症状，腹痛的部位及性质，呕吐物和粪便的颜色、量及性状等，以及用药前后患者的反应。

3. 用药护理

注意观察药物的疗效及不良反应。

（1）慎用或禁用阿司匹林、吲哚美辛等对胃黏膜有刺激的药物。

（2）胶体铋剂。枸橼酸铋钾宜在餐前半小时用吸管吸入服用。部分患者服药后出现便秘，大便呈黑色，停药后可自行消失。

（3）抗菌药物。服用阿莫西林前应询问患者有无青霉素过敏史，应用过程中注意有无迟发性变态反应。甲硝唑可引起恶心、呕吐等胃肠道反应。

4. 症状、体征的护理

腹部疼痛或不适者，避免精神紧张，采取转移注意力、做深呼吸等方法缓解疼痛；或用热水袋热敷胃部，以解除痉挛，减轻腹痛。

5. 健康指导

（1）疾病知识指导。向患者及家属介绍本病的相关病因和预后，避免诱发因素。

（2）饮食指导。指导患者加强饮食卫生和营养，规律饮食。

（3）生活方式指导。指导患者保持良好的心态，生活要有规律，合理安排工作和休息时间，劳逸结合。

（4）用药指导。指导患者遵医嘱服药，如有异常及时就诊，定期门诊复查。

二、肝硬化的护理

肝硬化是各种慢性肝病发展的晚期阶段。病理上以肝脏弥漫性纤维化、再生结节和假小叶形成为特征。

（一）护理评估

1. 一般评估

（1）生命体征。伴感染时可有发热，有心脏功能不全时可有呼吸、脉搏和血压的改变，余无明显特殊变化。

（2）患病及治疗经过。询问本病的有关病因，如有无肝炎或输血史、心力衰竭、胆道疾病；有无长期接触化学毒物、使用损肝药物或嗜酒，其用量和持续时间。了解有无慢性肠道感染、消化不良、消瘦、黄疸、出血史，以及有关的检查、用药和其他治疗情况。

（3）患者主诉及一般情况。饮食及消化情况，如食欲、进食量及食物种类、饮食习惯及爱好。有无食欲减退甚至畏食，有无恶心、呕吐、腹胀、腹痛，呕吐物和粪便的性质及颜色。日常休息及活动量、活动耐力、尿量及颜色等。

（4）相关记录。了解患者体重、饮食、皮肤、肝脏大小、液体出入量、出血情况、意识等记录结果。

2. 身体评估

（1）头颈部。①面部颜色，有无肝病面容、脱发。②患者的精神状态，对人物、时间、地点的定向力（表情淡漠、性格改变或行为异常多为肝脏病的前驱表现）。

（2）胸部。呼吸的频率和节律，有无呼吸浅速、呼吸困难和发绀，有无因呼吸困难、心悸而不能平卧，有无胸腔积液形成。

（3）腹部。①测量腹围，观察有无腹壁紧张度增加、脐疝、腹式呼吸减弱等腹水征象。②腹部有无移动性浊音，大量腹水可有液波震颤。③有无腹壁静脉显露，腹壁静脉曲张时，在脐周腹壁静脉曲张处可听见静脉连续性潺潺声（结合病例综合考虑）。④肝脾大小、质地、表面情况及有无压痛（结合B超检查结果综合考虑）。

（4）其他。是否消瘦，皮下脂肪消失、肌肉萎缩；皮肤是否干枯，有无黄染、出血点、蜘蛛痣、肝掌等。

3. 心理—社会评估

评估时应注意患者的心理状态，有无个性、行为的改变，有无焦虑、抑郁、易怒、悲观等情绪。并发肝性脑病时，患者可出现嗜睡、兴奋、昼夜颠倒等神经精神症状，应注意鉴别。评估患者及家属对疾病的认识、态度、家庭经济情况和社会支持等。

4. 辅助检查结果评估

（1）血常规检查。有无红细胞数量减少或全血细胞数量减少。

（2）血生化检查。肝功能有无异常，有无电解质和酸碱平衡紊乱，血氨是否增高，有无氮质血症。

（3）腹水检查。腹水的性质是漏出液或渗出液，有无找到病原菌或恶性肿瘤细胞。

（4）其他检查。钡餐造影检查有无食管胃底静脉曲张，B超检查有无静脉高压征象等。

5.常用药物治疗效果的评估

（1）准确记录患者出入量（尤其是24小时尿量）。大量利尿可引起血容量过度降低，心排血量下降，血尿素氮增高。患者皮肤弹性降低，出现直立性低血压和少尿。

（2）血生化检查的结果。长期使用噻嗪类利尿剂有可能导致水、电解质紊乱，产生低钠、低氯和低钾血症。

（二）护理诊断

（1）营养失调。低于机体需要量，与肝功能减退、门静脉高压引起的食欲减退、消化和吸收障碍有关。

（2）体液过多。体液过多与肝功能减退、门静脉高压引起水、钠潴留有关。

（3）潜在并发症。①上消化道出血与食管胃底静脉曲张破裂有关。②肝性脑病与肝功能障碍、代谢紊乱致神经系统功能失调有关。

（三）护理措施

1.休息与活动

睡眠应充足，生活起居有规律。代偿期患者无明显的精神、体力减退，可适当参加工作，避免过度疲劳；失代偿期患者以卧床休息为主，并视病情适量活动，活动量以不加重疲劳感和其他症状为度。腹水患者宜平卧位，可抬高下肢，以减轻水肿。阴囊水肿者可用托带托起阴囊，大量腹水者卧床时可取半卧位，以减轻呼吸困难和心悸。

2.合理饮食

既保证饮食营养又遵守必要的饮食限制是改善肝功能、延缓病情进展的基本措施。与患者共同制订符合治疗需要而又为其接受的饮食计划。饮食治疗原则：高热量、高蛋白质、高维生素、限制水钠、易消化饮食，并根据病情变化及时调整。

3.用药护理

应严格按医嘱用药，并注意观察常用药的不良反应，发现问题及时处理。如使用利尿药注意维持水电解质和酸碱平衡，利尿速度不宜过快，以每天体重减轻≤0.5kg为宜。

4.心理护理

多关心体贴患者，使患者保持愉快心情，树立治病的信心。

5. 健康教育

（1）饮食指导。切实遵循饮食治疗原则和计划，禁酒。

（2）用药原则。遵医嘱按时、正确服用相关药物，加用药物需征得医师同意，以免加重肝脏负担和肝功能损害程度。让患者了解常用药物不良反应及自我观察要点。

（3）预防感染的措施。注意保暖和个人卫生保健。

（4）适当活动计划。睡眠应充足，生活起居有规律。制订个体化的活动计划，避免过度疲劳。

（5）皮肤的保护。沐浴时应注意避免水温过高，或使用有刺激性的皂类和沐浴液，沐浴后使用性质柔和的润肤品；皮肤瘙痒者给予止痒处理，嘱患者勿用手抓搔，以免皮肤破损。

（6）及时就诊的指标。①患者出现性格、行为改变等可能为肝性脑病的前驱症状时。②出现消化道出血等其他并发症时。

第六节　神经内科疾病的护理

一、脑梗死的护理

（一）护理常规措施

（1）体位护理。轻症患者可嘱卧床休息，病情危重者应绝对卧床休息，慢性退行性疾病患者应鼓励其下床做适量活动。长期卧床者做好压疮预防及护理，瘫痪肢体保持功能位，防止关节畸形、肌肉萎缩等发生，防止关节变形僵硬挛缩。协助患者床上移动、翻身叩背及指导有效咳嗽，防止坠积性肺炎的发生。

（2）饮食护理。对患者进行吞咽功能评估，根据医嘱及评估结果对患者进行饮食指导，宜低盐、低糖、低脂、高维生素、高纤维素、高蛋白饮食。轻度吞咽困难者给予流食或半流食，以果冻状食物为宜，避免呛咳误吸。昏迷及吞咽困难者给予鼻饲饮食。

（3）病情观察。根据护理级别按时巡视，观察患者病情变化，定时测量生命体征，观察意识、瞳孔及肢体活动变化，预防压疮、坠积性肺炎、下肢深静脉血栓形成等并发症的发生，发现异常及时通知医生。留置胃管、尿管期间做好管路护理。

（4）用药护理。观察药物的不良反应。应用抗凝药物期间，观察有无出血征象。应用尿激酶溶栓者，观察有无寒战、高热等过敏反应。

（5）基础护理。根据护理级别和患者的自理能力对患者实施基础护理服务项目，保持头发、面部、口腔、指甲、会阴、足部、全身的清洁，协助其大小便、更衣，做好生活护理。鼓励患者多食富含纤维素的食物，保持大便通畅，养成定时排便的习惯，必要时协助床上使用便器，失禁患者给予失禁护理。

（6）专科护理。评估患者的专科情况，根据评估结果实施专科护理，如偏瘫患者良肢位的摆放、吞咽功能训练、语言康复训练等。

（7）安全护理。定期进行压疮、跌倒／坠床的评估，高危人群应做好防护措施，如启用气垫床、减压贴保护，加强翻身拍背，拉好床档，保护性约束等，确保患者安全。

（8）心理护理。关注患者的心理状况，避免刺激和损伤患者的自尊，与患者建立良好的护患关系，多沟通，勤交流，使患者树立战胜疾病的信心，积极配合治疗。

（二）健康教育

（1）向患者及其家属介绍本病的相关知识，病区环境、探视及陪护制度和主管医师、责任护士等，以消除患者的紧张情绪。

（2）嘱患者遵医嘱合理规律饮食。

（3）指导患者在使用抗凝药物期间使用软毛刷刷牙，禁止抠鼻、剔牙等。

（4）与患者密切沟通、交流，增强患者及家属对疾病的了解，向患者及家属讲解积极、平和的情绪有利于疾病的恢复，而激动、焦虑、抑郁则会诱发或加重脑梗死。

（5）指导偏瘫患者良肢位的摆放、关节被动活动、日常生活活动能力训练等。

（6）出院指导。①健康四项原则：合理膳食、适量运动、戒烟限酒、心理平衡。②加强语言及瘫痪肢体的功能锻炼。③坚持3个半分钟、3个半小时：醒了躺半分钟、坐半分钟、两腿下垂床边半分钟；每天早上锻炼半小时、午睡半小时、晚上散步半小时。④保持平和的心态和乐观的生活态度。⑤定期复查，一旦出现前驱症状，应及早处理。

二、病毒性脑炎的护理

（一）护理措施

（1）体位护理。卧床休息，适当活动。

（2）饮食护理。给予清淡、易消化的高热量、高蛋白的流质或半流质饮食。发热的患者鼓励多饮水，每天2500～3000mL。必要时，遵医嘱予以鼻饲或静脉高营养。

（3）病情观察。体温高于38.5℃时，给予温水擦浴、乙醇浴或冰敷。遵医嘱给予药物降温，注意保暖。注意观察患者的意识状态、精神状况，有无头痛、恶心、呕吐等症状。

（4）用药护理。高热患者药物降温前遵医嘱静脉补液，必要时进行血培养及其他血液生化检查，监测血电解质变化。药物降温后注意观察并记录降温效果。

（5）基础护理。保持室内空气清新，注意通风。注意指导或协助患者完成生活护理，确保其舒适，满足其基本生活需要。

（6）专科护理。评估患者的专科情况，根据评估结果实施专科护理。

（7）安全护理。患者外出时有人陪同，必要时加床档，适当约束，防止发生意外。

（8）心理护理。应及时给予解释、宽慰，做好心理护理，以消除紧张情绪，促进病情缓解。

（二）健康教育

（1）向患者介绍本病的相关知识，指导患者的休息与活动，使其心情愉悦，以最佳心态接受治疗。

（2）指导患者注意口腔卫生与皮肤清洁，嘱患者进食清淡、易消化的饮食，如稀饭、面条、青菜汤等。

（3）对于清醒患者，要给予更多关心，增强其战胜疾病的信心。

（4）指导或协助患者完成生活护理，确保其舒适，满足其基本生活需要。

（5）指导患者活动时要循序渐进，注意安全，防止碰伤。

（6）出院指导。加强锻炼，增强体质，保持乐观心态，劳逸适度，减少发病。

三、视神经脊髓炎的护理

（一）护理措施

（1）环境与休息。保持病室安静舒适，病房内空气清新，温湿度适宜。病情危重的患者应卧床休息。病情平稳时鼓励患者下床活动，注意预防跌倒、坠床等不良事件的发生。

（2）饮食护理。指导患者进食高热量、高蛋白质、高维生素食物，少食多餐，多吃新鲜蔬菜和水果。出现吞咽困难等症状时，进食应抬高床头，速度宜慢，并观察进食情况，避免呛咳。必要时遵医嘱留置胃管，并进行吞咽康复锻炼。

（3）安全护理。①密切观察病情变化，视力、肌力如有下降，及时通知医师。视力下降、视野缺损的患者要注意用眼卫生，不用手揉眼，保持室内光线良好，环境简洁整齐。将呼叫器、水杯等必需品放在患者视力范围内，暖瓶等危险物品远离患者。复视患者活动时建议戴眼罩遮挡一侧眼部，以减轻头晕症状。②感觉异常的患者，指导其选择宽松、棉质衣裤，以减轻束带感。洗漱时，以温水为宜，可以缓解疲劳。禁止患者使用热水袋，避免泡热水澡。避免因过热而导致症状波动。

（4）肠道护理。排泄异常的患者嘱其养成良好的排便习惯，定时排便。每天做腹部按摩，促进肠蠕动，排便困难时可使用开塞露等缓泻药物。平时多食含粗纤维食物，以保证大便通畅。留置尿管的患者，保持会阴部清洁、干燥。定时夹闭尿管，协助患者每天做膀胱、盆底肌肉训练，增强患者控制膀胱功能的能力。

（5）基础护理。保持床单位清洁、干燥，保证患者"六洁四无"。定时翻身、拍背、吸痰，保持呼吸道通畅，保持皮肤完好。肢体处于功能位，每天进行肢体的被动活动及伸展运动训练。能行走的患者，鼓励其进行主动锻炼。锻炼要适度，并保证患者安全，避免外伤。

（6）用药护理。使用糖皮质激素应注意观察药物的不良反应及并发症，及时有效遵医嘱给予处理。注意观察生命体征、血糖变化。保护胃黏膜，避免进食坚硬、刺激性食物。长期应用药物者，要注意避免感染，并向患者及家属进行药物宣教，以取得其配合。使用免疫抑制剂应向患者及家属做好药物知识宣教，使其了解药物的使用注意事项及不良反应，注意观察药物不良反应，预防感染，定期抽血，监测血常规及肝肾功能。

（7）心理护理。要做好患者心理护理，介绍有关疾病知识，鼓励患者配合医护人员的治疗，做好长期治疗的准备，树立战胜疾病的信心，减轻恐惧、焦虑、抑郁等不良情绪，以促进疾病康复。

（二）健康教育

（1）合理安排工作、学习，生活有规律。

（2）保证充足睡眠，保持积极乐观的精神状态，增加自我照顾能力和应对疾病的信心。

（3）避免紧张和焦虑的情绪。

（4）进行康复锻炼，以保持活动能力，强度要适度。

（5）正确用药，合理饮食。

四、多发性硬化的护理

多发性硬化是中枢神经系统白质脱髓鞘疾病，其病因不清，病理特征为中枢神经系统白质区域多个部位的炎症、脱髓鞘及胶质增生病灶。临床上多为青壮年起病，症状和体征提示中枢神经系统多部位受累，病程有复发缓解的特征。

（一）护理措施

（1）环境与休息。保持病室安静舒适，病房内空气清新，温湿度适宜。病情危重患者应卧床休息。病情平稳时应鼓励患者下床活动，预防跌倒、坠床等不良事件的发生。

（2）饮食护理指导患者进食高热量、易消化、高维生素食物，少食多餐，多吃新鲜蔬菜和水果。出现吞咽困难等症状时，进食应抬高床头，速度宜慢，并观察进食情况，避免呛咳，必要时遵医嘱留置胃管，并进行吞咽康复锻炼。

（3）严密观察病情变化，保持呼吸道通畅，出现咳嗽无力、呼吸困难症状给予吸氧、吸痰，并观察缺氧的程度，备好抢救物品。

（4）视力下降、视野缺损的患者要注意用眼卫生，不用手揉眼，保持室内光线良好，环境简洁整齐。将呼叫器、水杯等必需品放在患者视力范围内，暖瓶等危险物品远离患者。复视患者活动时建议戴眼罩遮挡一侧眼部，以减轻头晕症状。

（5）感觉异常的患者，指导其选择宽松、棉质衣裤，以减轻束带感。洗漱时以温水为宜，可以缓解疲劳。禁止给予患者使用热水袋，避免泡热水澡。避免因过热而导致症状波动。

（6）排泄异常的患者嘱其养成良好的排便习惯，定时排便。每天做腹部按摩，促进肠蠕动，排便困难时可使用开塞露等缓泻药物。平时多食含粗纤维食物，以保证大便通畅。留置尿管的患者，保持会阴部清洁、干燥。定时夹闭尿管，协助患者每天做膀胱、盆底肌肉训练，帮助患者控制膀胱功能。

（7）卧床患者加强基础护理。保持床单位清洁、干燥，保证患者"六洁四无"。定时翻身、拍背、吸痰，保持呼吸道通畅，保持皮肤完好。肢体处于功能位，每天进行肢体的被动活动及伸展运动训练。能行走的患者，鼓励进行主动锻炼。锻炼要适度，并保证患者安全，避免外伤。

（8）注射干扰素时，选择正确的注射方式，避免重复注射同一部位，选择注射部位轮流注射。注射前 15 ～ 30 分钟将药物从冰箱取出，置室温环境复温，以减少注射部位反应。注射前冰敷注射部位 1 ～ 2 分钟，以缓解疼痛。注射部位在注射后先轻柔按摩 1 分钟再冰敷，以降低红肿及硬块的发生。

（9）使用激素时要注意观察生命体征、血糖变化。保护胃黏膜，避免进食坚硬、刺激性食物。长期应用者，要注意预防感染。

（10）要做好患者心理护理，介绍有关疾病知识，鼓励患者配合医护人员的治疗，树立战胜疾病的信心，减轻恐惧、焦虑、抑郁等不良情绪，以促进疾病康复。

（二）健康教育

（1）合理安排工作、学习，生活有规律。

（2）保证充足睡眠，保持积极乐观的精神状态，增加自我照顾能力和应对疾病的信心。

（3）避免紧张和焦虑。

（4）进行康复锻炼，以保持活动能力，强度要适度。

（5）避免诱发因素，如感冒、发热、外伤、过劳、手术、疫苗接种，控制感染。

（6）正确用药，合理饮食。

（7）女性患者首次发作后 2 年内避免妊娠。

第二章 外科疾病的护理

本章主要论述了心脏大血管外科疾病、心胸外科疾病、乳腺外科疾病、骨科疾病、神经外科疾病等外科疾病的护理，重点突出了护理要点及包括心理护理在内的健康教育。

第一节 心脏大血管外科疾病的护理

一、心脏大血管外科疾病一般护理常规

1. 入院护理

（1）病区接到入院通知后，做好新患者入院准备。

（2）热情接待新患者，双人核对患者身份，正确佩戴腕带，责任护士进行自我介绍。

（3）通知主管医生接诊新患者。

（4）进行入院护理评估，包括患者的意识、生命体征、全身营养状况、入院方式、既往史、过敏史、生活自理能力、生活习惯等。测量生命体征、身高、体重等，并按要求书写入院护理评估单。

（5）给予入院指导，并进行安全告知。

（6）心理评估。评估患者对疾病相关知识及治疗方法、预后的知晓程度、经济状况、家庭支持、患者情绪及反应等。

2. 术前护理

（1）按病情、医嘱实行护理分级。

（2）休息与活动。一般患者多卧床休息，减少活动。重度心力衰竭、夹层动脉瘤、原发性心脏肿瘤患者要绝对卧床休息，有心悸、气短或呼吸困难者，予以半坐卧位并给予氧疗。

（3）饮食护理。常规给予高热量、高蛋白、富含维生素、易消化的食物，如瘦肉、鱼、蛋类及新鲜蔬菜、水果和豆制品等。少量多餐，必要时可以静脉补充营养。有心力衰竭、水肿患者控制液体入量，给予低盐饮食。

（4）呼吸道准备。指导患者学会有效深呼吸、咳嗽、排痰的方法，锻炼腹式呼吸，术前2周戒烟酒，避免受凉，预防上呼吸道感染。

（5）协助检查。遵医嘱协助完成各项检查，如胸片、心电图、心脏彩超、冠脉造影，血、尿、便常规检查等。

（6）健康教育。根据患者情况，结合病情，对不同手术部位、手术方式进行针对性

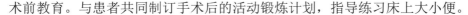

术前教育。与患者共同制订手术后的活动锻炼计划，指导练习床上大小便。

（7）心理护理。经常与患者沟通，了解患者心理、思想动态，进行有效的心理护理，病情危重者，应注意做好与家属的沟通。

（8）胃肠道准备。成人术前 8～12 小时、婴幼儿术前 4～6 小时禁食水。

（9）术前 1 天。①向患者介绍手术前后的注意事项，消除患者的顾虑，取得合作，准确测量体重并记录。②遵医嘱进行药物过敏试验及抽取血标本做血型鉴定及交叉配血实验，做好配血准备。③手术前 1 天晚可遵医嘱给予镇静药物，保证患者良好的睡眠。④术前 1 天晚 9 时用开塞露 10～20mL 通便，观察患者排便情况，了解通便效果，同时观察有无不适。⑤介入治疗患者术前在右上肢、左下肢建立两条静脉通路，禁止行双侧股动脉、股静脉穿刺，以免影响手术的实施。⑥术晨准备。皮肤准备。术日晨按手术切口要求准备皮肤，清除手术区皮肤的毛发并清洁消毒。更换病员服，取下假牙、发卡、眼镜、手表及现金等贵重物品交家属保管。遵医嘱给予术前用药。备齐病历、X 线片、微量泵及术中用药、引流瓶等。

3．术后护理

（1）全麻术后护理。

1）安全搬移患者至病床，安置合适的卧位。

2）连接呼吸机并妥善固定气管插管，观察患者胸廓运动是否对称，听诊双肺呼吸音是否正常，测量气管插管外露长度并标识。

3）连接心电监测仪，密切观察有创动脉血压、心率、脉搏、呼吸、中心静脉压、指脉氧饱和度的变化，并做好护理记录。准确记录出入量，注意体液平衡，观察外周及末梢循环的皮肤颜色、温度、湿度、有无紫绀、动脉搏动等情况。如有心率增快、中心静脉压升高、尿量减少、烦躁不安、出冷汗等低心排综合征征象，应立即通知医生进行抢救。观察有无嗜睡、意识模糊、表情淡漠、兴奋躁动、多语、错觉等症状。观察瞳孔大小是否对称、对光反应是否灵敏、视神经乳头有无水肿等。出现异常及时报告医生，给予对症处理。

4）接通并管理好各种监测及输液管道，按医嘱使用血管活性药物，观察药物的疗效及副作用，微量泵用药要交接清楚药名、浓度、剂量及用药时间，检查是否有中断现象。

5）全面了解患者情况，与外科医生、麻醉科医生及手术室护士进行床旁交接，了解手术中麻醉方式及麻醉情况、主动脉阻断时间、体外循环时间、有无停循环、转机后血清钾、目前补钾情况、激活全血凝固时间（ACT）的生理值及拮抗值、鱼精蛋白中和情况、术中血压波动情况等。向外科医生了解术前及术后诊断、手术方法、畸形矫正是否满意、术中有无意外以及特殊处理和护理重点。向手术室护士了解并核实转机前、转机中及停机后尿量，术中输血情况，核对所输液体、滴速，交接皮肤是否有烫伤或压疮。

6）通知辅助科室拍床旁片、做心电图，及时留取血尿标本。

7）观察麻醉清醒的时间、对呼唤回应的程度，并注意瞳孔、对光反射的变化。麻醉未完全清醒或躁动时，用约束带约束双手，放置床栏，防止坠床。

8）保持呼吸道通畅，及时清除呼吸道内分泌物，防止舌根后坠或呕吐物堵塞呼吸道。气管插管内吸痰时，要注意观察呼吸、心律（率）变化，吸痰前、后用简易呼吸囊加压给氧，每次吸痰时间要小于 15 秒，防止缺氧；注意呼吸频率、节律、呼吸音是否对称，并根据血气结果调整呼吸机参数，定时实施胸部体疗。使用呼吸机的患者每天拍胸片 1 次，认真记录各项呼吸指标和参数，了解气管插管位置、心影大小及肺部情况。

9）妥善固定好各种管道并明确标识，保持各种管道通畅，防止扭曲、打折和非计划拔管。严密观察引流液的性质、颜色及量。预防导管相关性血流感染。

10）卧位管理。未清醒患者取平卧位，头偏向一侧；患者清醒、血流动力学稳定后，取半卧位，抬高床头 30°～45°。

11）监测动脉血气变化。及时调整呼吸机参数，患者清醒，生命体征平稳后即可拔除气管插管，给予面罩或鼻塞吸氧。指导患者有效咳嗽、咳痰，给予翻身叩背，促进痰液排出，痰液黏稠时给予雾化吸入，必要时吸痰。

12）监测体温。因术中降温，术后 1～2 小时患者体温较低，应严密观察患者皮肤黏膜的色泽、温度，检查有无冻伤情况，注意保暖。术后患者体温会逐渐上升，体温大于 38℃时，给予冰袋、酒精擦浴等方式进行物理降温。新生儿回监护室后要用棉垫包裹手足和四肢，肛温低于 35℃时用复温毯或 35～36℃的热水囊复温。体温过高需降温时应用温水擦浴，严禁酒精、冰袋降温，避免新生儿产生酒精中毒、皮肤硬肿症。禁用安乃近、阿司匹林、消炎痛栓等降温。

13）维持水、电解质平衡。心脏手术后应补足血容量，维持正常的渗透压，先胶体，后晶体。术后几天内，严格控制液体入量，避免增加心脏前负荷，并发肺水肿，重视血钾的补充，维持血钾 3.5～5.5mmol/L。

14）疼痛护理。评估患者疼痛的程度，遵医嘱使用镇痛泵或止痛剂，观察止痛效果。术后出现恶心或呕吐，应关闭镇痛泵，必要时遵医嘱给予药物止吐。

15）活动与安全。一般术后第 1 天可鼓励患者坐起，进行少量活动，术后 2～3 天可以增加床上运动，活动后无心慌、气短及呼吸困难者，可鼓励逐渐下床活动，循序渐进，以不劳累为主。拔除心包、纵隔引流管后可增加下床活动次数及活动量。

16）切口／皮肤黏膜护理。评估切口部位及敷料情况；评估皮肤及口腔黏膜情况，根据病情做好皮肤黏膜护理；卧床患者定期予以压疮评分，预防压疮发生。

17）饮食。拔管 4 小时后饮少量温开水，无恶心、呕吐等不适 6 小时后进半流质饮食，拔管后第 1 天进普食，以高蛋白、高热量、富含维生素的饮食为主，不能进食者按医嘱给予鼻饲或静脉营养等支持治疗，维持营养及水、电解质、酸碱平衡。

（2）介入治疗术后护理。

1）与导管室医护人员交接伤口以及术中情况。

2）术后平卧 12～24 小时，1kg 盐袋加弹力绷带 8 字形压迫伤口 4～6 小时，术侧肢体制动 6～12 小时，按摩患侧肢体，防止深静脉血栓形成。观察足背动脉搏动情况。

3）全麻术后清醒，无恶心、呕吐可进食水，局麻术后即可进食水。

4）密切监测生命体征并准确记录，观察有无心律失常。大血管疾病腔内修复术患者控制血压、心率，必要时遵医嘱给予硝普钠静脉泵入。如果出现腹痛加剧、面色苍白、血压下降、心率加快，则提示有动脉瘤破裂的可能；如果出现剧烈头痛，主诉颈部憋胀感，则提示有主动脉夹层逆剥的可能。出现上述病情变化及时通知医生，并配合医生进行抢救。

5）观察切口有无渗血、渗液，有无血肿或瘀斑，若有应及时通知医生紧急处理。

6）大血管疾病患者，24 小时之内，每 2 小时观察 1 次双侧桡动脉和足背动脉的搏动情况，每 6 小时测量腹围 1 次，记录并与之前对比。

7）遵医嘱服用抗凝剂，常规口服肠溶阿司匹林 6 个月，房颤患者服用华法林抗凝 6 个月。术后使用抗生素 3 日，注意监测体温变化。

8）并发症的护理。

封堵器脱落。术后严密观察有无胸闷、呼吸困难等。嘱患者卧床休息，避免剧烈运动、咳嗽及哭闹，麻醉清醒后吵闹的患儿予以口服水合氯醛镇静，如有异常及时报告医生。

栓塞和机械性溶血。术后注意观察有无呼吸困难，尿色、量、性质以及有无腰痛等。如有异常及时报告医生。

内漏。术后严密观察有无背痛或胸痛，如有必须及时报告医生进行进一步检查来排除潜在内漏的可能。

脊髓缺血。密切观察双下肢感觉、活动及排便情况。尤其是术后麻醉未完全清醒的患者，需密切观察患者双下肢的肌力情况。如有异常，及时报告医生。

二、房间隔缺损的护理

房间隔缺损（ASD）是指心房间隔先天发育不全导致的左右心房间异常交通，可分为原发孔型和继发孔型。

1. 评估／观察要点

（1）有无发育迟缓、活动耐量差、活动后气短等。

（2）有无急性左心衰、残余分流等并发症的发生。

2. 护理措施

（1）术前护理。

1）一般护理参见心脏大血管外科疾病一般护理常规。

2）心功能差者适当限制活动，遵医嘱给予强心、利尿治疗，并观察药物的疗效及副作用。

3）合并肺动脉高压者，观察口唇及甲床有无发绀，遵医嘱给予氧疗。

（2）术后护理。

1）介入治疗参见心脏大血管外科疾病一般护理常规。

2）开胸患者参见心脏大血管外科疾病一般护理常规。

3）病情观察。注意维护左心功能，CVP 应保持正常低水平，注意控制液体入量，防止单位时间内输入过多液体发生肺水肿。

因术前肺小动脉壁增厚，肺弥散功能下降，术后易发生呼吸道感染，应定时行雾化吸入，鼓励患者咳嗽，定时翻身、叩背、吸痰，保持呼吸道通畅，预防肺部感染及肺不张。

4）心包、纵隔引流管的护理。

（3）并发症的护理。

1）急性左心衰。观察有无烦躁不安、端坐呼吸、皮肤湿冷、面色灰白或发绀、频繁咳嗽、咳白色或粉红色泡沫痰等症状，如有发生，置患者端坐卧位，双腿下垂，及时清理呼吸道分泌物，使用 30%～50% 乙醇湿化氧气吸入 30 分钟，遵医嘱应用吗啡、强心利尿剂、血管扩张剂等，观察用药效果。

2）残余分流。观察有无咳嗽、咳痰、呼吸困难、肝脏肿大、水肿等心力衰竭的表现，配合医生及时做好 2 次手术的准备。

3. 健康教育

（1）加强营养，少量多餐，多食高蛋白、高热量、高维生素、易消化的食物，禁食辛辣刺激性食物。

（2）逐步增加活动量，术后 3 个月内不可过度劳累，以免发生心衰。婴幼儿睡觉时尽量避免侧卧位，以避免形成鸡胸。

（3）预防上呼吸道感染，注意空气流通，天气变化及时添加衣服，避免到人群密集的地方。

（4）多食粗纤维食物，保持大便通畅，必要时给予缓泻剂，防止加重心脏负担。

（5）遵医嘱按时服药，不要擅自停药或减药。

（6）出院后1、3、6个月来院复查，有倦怠、发热等症状时，随时就诊。

第二节　心胸外科疾病的护理

一、气胸的护理

气体进入胸膜腔，造成积气状态，称为气胸。可以自发地发生，也可由于疾病、外伤、手术或诊断及治疗性操作不当等引起。

（一）护理措施

1. 一般护理

（1）做好心理护理，消除患者的恐惧情绪，耐心倾听患者诉说。

（2）保持病室安静，空气新鲜，阳光充足。

（3）患者取半卧位，绝对卧床休息，减少不必要搬动，避免用力咳嗽，以免加重气胸。休克者取中凹卧位。

（4）监测生命体征，注意是否有其他合并伤并立即抢救。保持呼吸道通畅，给予氧气吸入。

（5）饮食以高维生素、粗纤维食物为宜，预防便秘。需手术治疗者应禁食、禁水。

（6）做好手术前准备，备皮、合血、术前宣教等。

2. 症状护理

（1）剧烈咳嗽时遵医嘱给予止咳剂，剧烈胸痛时给予止痛剂，观察用药效果及不良反应。

（2）遵医嘱应用敏感的抗生素。

（3）监测生命体征，密切观察患者的呼吸频率、节律、深度和呼吸困难的程度。如发现患者呼吸困难进行性加重、有窒息感、发绀明显或血压下降、脉细速等表现时，立即通知医师。

（4）配合医师做好胸腔抽气减压或行胸腔闭式引流，效果不佳者可行外科治疗。

（5）观察有无脓气胸、血气胸、纵隔气肿、皮下气肿、呼吸衰竭等并发症。

3. 胸腔闭式引流术后护理

（1）患者清醒后取半卧位，鼓励患者咳嗽，促使肺复张。

（2）观察有无出血倾向。

（3）进行呼吸治疗，术后第 1 天开始给予雾化吸入、叩背咳痰，指导患者做深呼吸、吹气球等，预防术后肺不张。

（4）清醒后可进流质饮食，次日进普食，应进食易消化、高蛋白、高营养、富含维生素及纤维素饮食。

（5）适当给予镇痛剂，保证患者休息。

（6）遵医嘱应用抗生素、止咳镇痛剂等，观察用药效果及不良反应。

（二）健康教育

（1）预防上呼吸道感染，避免剧烈咳嗽。适当体育锻炼，避免剧烈运动。

（2）保持大便通畅，避免用力屏气，平时多吃粗纤维食物。

（3）引流管放置期间，活动时注意幅度不要太大，以免导管脱出。

（4）气胸痊愈后，三个月内避免抬举重物，避免屏气用力，预防复发。

（5）坚持呼吸锻炼，改善肺功能。一旦出现胸痛、呼吸困难立即到医院救治。

二、心脏移植的护理

心脏移植主要是针对晚期充血性心力衰竭和严重冠状动脉疾病进行的外科移植手术。

（一）护理措施

1. 术前准备

（1）改善营养。进食高蛋白、低脂肪、富含维生素且易消化的饮食。进食不佳者可给予静脉高营养，术前间断少量输入新鲜血浆及清蛋白，最好将血浆蛋白提高到 6g/L 以上，使胶体渗透压升高，以利间质水肿的吸收，并加强利尿。

（2）调整心功能。遵医嘱使用强心、利尿、血管扩张类药物。

（3）改善肺功能。每日吸氧 3 次，每次 30 分钟；术前 1 周用糜蛋白酶行超声雾化吸入；指导患者进行肺功能训练，如深呼吸、腹式呼吸、咳嗽训练等。

（4）肝功能的准备。应用辅助肝功能的药物，以增加糖原的储备及合成；间断补充血浆及蛋白质；肌内注射维生素 B_1 和维生素 K_1 使凝血酶原时间维持在正常水平。

（5）肠道准备。按全麻手术的肠道准备。术前 6 ～ 8 小时禁饮食。

（6）术前检查项目。血常规、尿常规、大便常规、肝功能、肾功能、血型、细胞群体斑点试验、电解质、心肌酶学、血糖、血脂分析、甲状腺功能、心电图、超声心动图、胸片、腹部 B 超等。

（7）药物准备。除准备心外科常用药物外，还应准备免疫抑制剂，如注射用巴利昔单抗、甲泼尼龙。

（8）无菌室及隔离病房的准备。术后早期患者住在严格消毒的房间，并备有监护仪、呼吸机、输液泵、药品、抢救设备，墙面、地面均用消毒剂消毒、空气用紫外线消毒并配有层流。每班紫外线消毒空气，每次 30 分钟，消毒液擦洗桌面及地面。任何无关人员不得进入或滞留。进入隔离病房前工作人员必须穿隔离衣、换鞋、戴帽子、口罩、消毒双手。

2. 术后护理

（1）血流动力学监测。

1）术后早期应用多功能监测仪和肺动脉漂浮导管，持续监测心律（率）、血压、肺动脉压、中心静脉压、经皮血氧饱和度等，观察有无右心衰竭和肺高压，做到早发现早治疗。监测心肌受损度，心电监测固定导联便于观察心律变化及 ST 段动态改变，术后定时或遵医嘱做心电图，查 TNT、TNI、心肌酶，发现异常立即通知医师。

2）控制血压，降低心脏后负荷，减少出血。

3）术前肺动脉高压患者，严密观察肺动脉压变化，及时调整用药，减轻右心负荷。

4）中心静脉压控制在正常低限，以减轻右心负荷。

5）预防心律失常，维持电解质及酸碱平衡。

（2）呼吸系统管理。

1）加强呼吸道管理，充分供氧。

2）病情稳定时应尽早拔除气管插管，早期鼓励患者床上活动，有利于肺部并发症的预防。

3）充分湿化呼吸道，稀释痰液，便于痰液排出。

4）吸氧面罩、管道及流量表每日更换消毒，按时留取痰培养，及时送检。

（3）内分泌系统管理。

1）遵医嘱使用免疫抑制剂，早期以静脉给药为主，注意给药时间、剂量、速度准确一致，避免因操作影响药效。

2）免疫抑制剂口服时应与抗病毒药分开，用药剂量应根据化验结果及时调整。

3）监测免疫抑制剂血药浓度和肝肾功能，减少肝肾损害。

4）术后早期禁食期间应使用胃黏膜保护剂，预防消化道并发症。

5）监测血糖，注意加强营养及饮食调节，根据血糖结果使用胰岛素或其他降糖药。

（4）用药护理。服用双嘧达莫抗凝，密切观察有无出血倾向。

（5）心脏移植术后排斥反应的监护。

1）排斥反应的分型。超急性排斥反应（术中早期立即出现供心复跳困难）、急性排斥反应（多发生于术后 1～20 周，以 2～10 周发生率最高）、慢性排斥反应（多发生在心脏移植 1 年之后）。

2）临床表现。患者逐渐恢复后，又重新出现乏力、周身不适、食欲缺乏、活动后心悸、气短，特别术后 1 个月内。如病情趋于平稳时，突然出现上述症状，应高度怀疑急性排斥反应。检查发现心脏扩大、心率增快、心音低弱或有奔马律时，如伴有心律失常、血压降低及心功能不全的征象，应高度警惕急性排斥反应。

3）除一般实验室检查外，还应定期进行心电图、超声心动图、血液免疫学监测，以及心内膜心肌活检等。

4）积极调整免疫抑制剂剂量，观察用药效果和不良反应。

5）密切观察尿量，定期查尿常规及肾功能，早期发现肾衰竭的征象。

（6）预防感染。

1）加强无菌操作，预防感染，病情稳定时应及早拔除各种管道，如肺动脉漂浮导管、中心静脉管、动脉穿刺针、尿管等。

2）定时监测血常规，注意白细胞变化，遵医嘱调整免疫抑制剂剂量。

3）注意手术切口愈合情况，有无渗出、红肿、淤血。

4）早期严格消毒患者用物，并对患者进行健康宣教，指导患者加强自我保护意识，如饭前便后要洗手或用消毒液擦拭，饭后用漱口液漱口等。

5）每日消毒环境及空气，定时进行空气培养。

6）定时摄胸部 X 线片，预防肺部感染。

（7）心理护理。术后注意患者情绪变化，加强沟通，避免敏感话题。

（二）健康教育

（1）定期复查，及时调整免疫抑制剂剂量。

（2）养成良好的卫生习惯，注意饮食合理搭配。

（3）如有不适及时就医，服用其他药物时应注意有无免疫抑制剂配伍禁忌。

（4）掌握术后抗排异药物的正确应用及注意事项。

第三节 乳腺外科疾病的护理

一、乳腺疾病一般护理常规

（一）评估／观察要点

1. 一般情况

营养状况、过敏史、月经史、婚育史、哺乳史、饮食习惯、生活环境等；是否有乳腺癌家族史或其他与疾病相关的因素。

2. 专科情况

（1）乳房的外形、大小是否对称；乳房皮肤有无红、肿、局限性隆起、凹陷及橘皮样改变。乳头和乳晕有无糜烂，乳头是否在同一水平。

（2）乳房肿块的部位、大小、外形、软硬度、表面温度、血管分布、界限及活动度。

（3）有无坏死、溃疡、出血等继发症状及全身淋巴结情况，心、肺、肝、肾等重要脏器的功能。

3. 心理和社会状况的评估

了解患者及家属对疾病、治疗方案、预后及手术前、后康复知识的掌握程度、对手术的承受能力及家庭、社会支持情况。

4. 辅助检查

血常规、血生化检查、B 超、X 线检查、CT、MRI、乳腺钼靶检查、乳腺导管镜等。

（二）护理措施

1. 术前护理

（1）参见普通外科疾病一般护理常规术前护理。

（2）术前一日准备。①胃肠道准备。术前禁食 12 小时，禁饮 6～8 小时。②遵医嘱行药物敏感试验并做好记录和标识。③遵医嘱备血。

（3）术前晚保证充足睡眠，必要时给予药物促进睡眠。

（4）发现有与疾病无关的体温升高、妇女月经来潮、血压升高、血糖异常等情况及时与医生取得联系。

（5）术晨准备。①更衣，取下假牙、手表、手链、戒指、眼镜、饰品等，贵重物品交予家属或双人清点保管。②再次核对手术部位标识。③皮肤准备。术日晨备皮。

（6）遵医嘱术前用药。

（7）物品准备。病历、CT、X 片、术中用药、负压球、胸带等，送患者至手术室，与手术室护士交接并填写交接单。

（8）病室及物品准备。按手术部位、麻醉方式备好术后用物，如麻醉床、吸氧装置、心电监护仪、电动吸引器等。

2. 术后护理

（1）参见普通外科疾病一般护理常规术后护理。

（2）观察患者意识及生命体征，评估感知觉恢复情况和四肢活动度。

（3）检查切口部位及敷料情况，有效固定引流管并观察引流液颜色、量、性质，按要求做好标识。

（4）观察患者有无胸闷、心悸、出汗，观察末梢循环。

（5）合理安排补液速度和顺序。

3. 呼吸道管理

保持呼吸道畅通，痰多不易咳出者指导有效咳嗽、雾化吸入、翻身叩背。

4. 切口／皮肤黏膜护理

（1）观察切口部位及敷料情况。

（2）观察患者皮肤黏膜情况，根据病情做好皮肤黏膜护理。

5. 疼痛护理

参见外科常见护理措施疼痛的护理。

6. 引流管护理

放置负压引流管，以利于观察切口内渗血情况，及时引流皮瓣下的渗液和积气，观察引流液的颜色、性质和量并记录，引流管妥善固定，保持持续负压吸引。起床活动时将引流管用别针别在上衣衣襟上。术后 5~7 天，皮瓣下无积液、创面愈合即可拔管。

7. 体位管理

病情稳定后，根据麻醉方式、患者全身情况、手术方式、疾病性质和医嘱选择合适的卧位。

8. 活动和安全

患者出现休克、心力衰竭、严重感染、出血等情况，加强护理安全防护措施，防止坠床／跌倒等。病情稳定者鼓励早期活动，循序渐进增加活动量。

9. 饮食管理

饮食视手术方式和患者具体情况遵医嘱执行，做好饮食宣教，评估进食后反应。

10. 心理护理

多关心患者，了解患者的病情及需要，给予安慰。耐心倾听诉说，鼓励患者表达感受，帮助患者宣泄恐惧、焦虑等不良情绪；解释手术必要性；帮助患者正确认识疾病，增强治疗信心。对于已婚患者，应同时对丈夫进行心理辅导，鼓励夫妻双方坦诚相待，取得丈夫的理解、关心和支持，并能够接受妻子手术后身体形象的改变。

11. 症状护理

（1）发热。监测体温及伴随症状；及时检查切口部位有无红、肿、热、痛或波动感；

遵医嘱应用退热药物或物理降温。

（2）恶心、呕吐。评估恶心、呕吐及伴随症状体征，记录并向医生汇报，遵医嘱对症处理。

（3）尿潴留。①采用诱导排尿法，如下腹部热敷或听流水声。②变换体位促进排尿。③针灸治疗或导尿（一次放尿不超过 1000mL）。

12. 并发症的护理

（1）出血。严密观察生命体征，手术切口，若切口敷料有渗血，可怀疑为手术切口出血，立即打开敷料检查切口以明确出血状况和原因。注意观察引流液的量、色、性质。少量出血时，及时更换敷料、加压包扎。出血量大时，应加快补液速度，遵医嘱给予止血药、输血或血浆，做好再次手术准备。

（2）切口感染。术后严密观察手术切口情况，保持切口敷料清洁、干燥；遵医嘱合理使用抗生素；若术后 3 ～ 4 日，切口疼痛加重，切口局部有红、肿、热、痛或波动感等，伴有体温升高、脉率加快和白细胞计数升高，可怀疑为切口感染。感染早期给予局部理疗，使用有效抗生素；定期更换敷料争取二期愈合。

13. 健康教育

（1）介绍手术流程。

（2）教会患者深呼吸、有效咳嗽及床上大小便。

（3）讲解疼痛的相关知识，指导患者掌握疼痛的评分方法及非药物镇痛的措施。

（4）讲解术前、术后功能锻炼的目的、意义及注意事项。

（5）讲解伤口自护的方法。

（6）讲解引流管及吸氧的目的、意义及注意事项。

（7）饮食指导。给予高热量、高蛋白、丰富维生素的低脂易消化饮食；多食水果；戒烟、酒，避免辛辣刺激性食物及浓茶、咖啡等刺激性饮料。

（8）乳腺康复操。1 ～ 3 节操主要是手指、手腕活动，可以帮助促进上肢淋巴回流，预防淋巴水肿的发生，有效防止上肢功能障碍。4 ～ 10 节操既是肩关节循序渐进式的康复训练，可以锻炼其周围肌群，如三角肌、背阔肌，使其起到代偿作用，增加患侧肩关节灵活性，同时锻炼患侧受损的胸大肌、胸小肌，帮助患侧肩关节功能恢复，防止疤痕粘连。

14. 出院指导

（1）保持心情愉快。告知患者保持良好的心态，应避免情绪刺激和波动。因各种精神刺激、情绪波动可促进肿瘤的发生和发展。

（2）饮食护理。术后 6 小时进食高热量、高蛋白、低脂易消化饮食。注意观察进食后的反应，避免刺激性食物。

（3）功能锻炼。指导术后患侧上肢功能锻炼，如早期乳腺康复操。

（4）避孕。术后 5 年内避免妊娠，防止乳腺癌复发。

（5）乳房定期检查。20 岁以上妇女，特别是高危人群，应每月进行一次乳房自我检查。

（6）定期复查，坚持继续治疗，如放疗、化疗等。第一年每 3 个月复查一次，第二年每 6 个月复查一次，以后每年复查一次。

（7）功能锻炼。继续做好术后功能锻炼，如中晚期乳腺康复操。

二、急性乳腺炎的护理

急性乳腺炎是乳腺的急性化脓性感染。多见于产后哺乳期妇女，尤以初产妇多见，好发于产后 3 ～ 4 周。致病菌主要为金黄色葡萄球菌，少数为链球菌。

（一）评估／观察要点

1. 一般情况

营养状况、过敏史、月经史、婚育史、哺乳史、饮食习惯、生活环境等；是否有乳腺疾病史或其他与疾病相关的因素。

2. 专科情况

（1）患侧乳房胀痛，局部红肿、发热痛，有压痛性肿块；伴有患侧腋窝淋巴结肿大和触痛。

（2）肿块的部位、大小、外形、软硬度、表面温度、血管分布、界限及活动度。

（3）有无疼痛，疼痛的性质与程度；有无坏死、溃疡、出血等继发症状。

（4）随着炎症发展，患者可有寒战、高热、脉搏加快、食欲缺乏等。

3. 心理和社会状况的评估

了解患者及家属对疾病、治疗方案、预后及手术前后康复知识的掌握程度，对手术的承受能力及家庭、社会支持情况。

（二）护理措施

1. 术前护理

（1）参见乳腺疾病一般护理常规术前护理。

（2）心理护理。加强巡视，建立相互信任的护患关系，鼓励患者说出自身想法，明确其所处的心理状态，给予适当的解释和安慰；满足其合理需要，提供有关术后恢复期方面的知识，帮助患者缓解术后不适。

（3）疼痛护理。①防止乳汁淤积。定时用吸奶器吸净乳汁。②局部托起。用宽松胸罩托起患乳，以减轻疼痛和肿胀。③热敷、药物外敷或理疗。以促进局部血液循环和炎症消散。

（4）体温观察。①病情观察。定时测量体温、脉搏和呼吸，监测血白细胞计数及分类变化，必要时血培养及药物敏感试验。②降温。高热者给予物理降温或药物降温。③控制感染。遵医嘱早期应用抗生素。

（5）皮肤准备。若毛发细小，可不必剃毛。若毛发影响手术操作，术前应予剃除。皮肤准备范围上自锁骨上及肩上、下至脐水平线，包括患侧上臂和腋下，胸背部均超过腋中线 5cm 以上。

（6）胃肠道准备。术前禁食 12 小时，禁饮 6 ～ 8 小时。

2．术后护理

（1）参见乳腺疾病一般护理常规术后护理。

（2）脓肿切开引流。保持引流通畅，注意观察引流液的量、颜色及气味的变化，及时更换切口敷料。

（3）保持乳晕和乳头清洁。经常清洗两侧乳头。

（4）纠正乳头内陷。经常挤捏、提拉乳头。

（5）养成良好的哺乳习惯。定期哺乳，排空乳汁。

（6）保持婴儿口腔卫生及时治疗婴儿口腔炎。

（7）及时处理乳头破损。

（三）健康教育

（1）休息与活动保。证充足睡眠，活动量从小到大，一般出院后 2 ～ 4 周可从事一般性工作和活动。

（2）饮食与营养。恢复期患者合理摄入均衡饮食，避免辛辣刺激性食物。

（3）复诊。告知患者恢复期可能出现的症状，有异常立即返院检查。

三、乳腺癌的护理

乳腺癌是女性最常见的恶性肿瘤之一。在我国占全身各种恶性肿瘤的 7% ～ 10%，呈逐年上升趋势，部分大城市报告乳腺癌占女性恶性肿瘤之首位。

（一）评估／观察要点

1．一般情况

患者年龄、营养状况、过敏史、月经史、婚育史、哺乳史、饮食习惯、生活环境等；

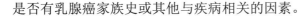

是否有乳腺癌家族史或其他与疾病相关的因素。

2. 局部情况

（1）两侧乳房的形状、大小是否对称。

（2）乳房皮肤是否红肿、局限性隆起、凹陷及橘皮样改变。

（3）乳头和乳晕有无糜烂，乳头是否在同一水平，近期有无一侧乳头内陷。

（4）乳房浅表静脉是否扩张，肿块的大小、质地和活动度，边界是否清楚，肿块与深部组织的关系。

3. 专科情况

（1）评估患者有无癌症转移征象。锁骨上、腋窝淋巴结和其他部位有无肿大淋巴结，淋巴结的位置、大小、数目、质地和活动度。

（2）有无肺、骨和肝转移征象。

（3）全身营养状况及心、肺、肝、肾等重要脏器的功能状态。

4. 评估心理及认知状况

对术后功能锻炼必要性的认识和配合，对失去乳房现实的接受程度，家属对配合患者康复知识的掌握程度。

（二）护理措施

1. 术前护理

（1）心理护理。多了解关心患者，鼓励其树立战胜疾病的信心，以良好的心态面对疾病和治疗，正确对待手术引起的自我形象改变。对于已婚患者，应同时对其丈夫进行心理疏导，鼓励夫妻双方坦诚相待，取得丈夫的理解、关心和支持。

（2）体位练习。指导术前练习深呼吸和有效咳嗽。

（3）皮肤准备。若毛发细小，可不必剃毛。若毛发影响手术操作，术前应予剃除。皮肤准备范围上自锁骨上及肩上、下至脐水平线，包括患侧上臂和腋下，胸背部均超过腋中线 5cm 以上。

（4）胃肠道准备。术前禁食 12 小时，禁饮 6 ～ 8 小时。

（5）术前准备参见乳腺疾病一般护理常规术前护理。

2. 术后护理

（1）参见乳腺疾病一般护理常规术后护理。

（2）体位与活动。术后麻醉清醒、血压平稳后取半卧位，以利于呼吸和引流。

（3）病情观察。术后严密观察生命体征的变化，观察切口敷料渗血、渗液情况，并予以记录。乳腺癌扩大根治术有损伤胸膜的可能，患者若感觉胸闷、呼吸困难，应及时报告医师，以便早期发现和协助处理肺部并发症，如气胸等。

（4）呼吸道管理。参见呼吸道管理。

（5）饮食管理。术后6小时给予高热量、高蛋白、富含维生素的低脂易消化饮食。

（6）伤口管理。保持皮瓣血运良好胸带加压包扎，松紧度适宜；观察患侧上肢远端血循环情况及皮肤温度；观察皮瓣颜色及创面愈合情况。

（7）引流管护理。保持有效负压吸引，负压吸引的大小要适宜；妥善固定各引流管，保持引流通畅；观察引流液的量、色及性质，术后1～2日，每天的引流液量为50～200mL，以后逐渐变淡、减少。术后4～5日，若引流液转为淡黄色，每天量少于10～15mL，创面与皮肤紧贴，手指按压伤口周围皮肤无空虚感，即可拔管。

（8）皮瓣和切口的愈合情况。有无皮下积液；患侧上肢有无水肿，肢端血循环情况，患肢功能锻炼计划的实施情况及肢体功能恢复情况；患者对康复期保健和疾病相关知识的了解和掌握程度。

（9）患侧上肢肿胀护理。避免在患肢测血压、抽血、做静脉或皮下注射；指导患者保护患侧上肢；按摩患侧上肢或进行握拳、屈、伸肘运动，以促进淋巴回流。

（10）疼痛护理。参见疼痛的护理。

（11）功能锻炼。参见乳腺疾病一般护理常规健康教育。

3. 并发症的护理

（1）出血参见乳腺疾病一般护理常规术后护理。

（2）皮下积液。手术部位用弹力绷带加压包扎，使皮瓣紧贴胸壁，防止积液积气，包扎松紧度以容纳一手指、维持正常血运、不影响呼吸为宜。绷带加压包扎一般维持7～10天，包扎期间告知患者不能自行松解绷带，瘙痒时不能将手指伸入敷料下搔抓。若绷带松脱，应及时重新包扎。

（3）患侧上肢肿胀。注意勿在患侧上肢测血压、抽血、做静脉或皮下注射等。避免患肢过度负重和外伤。平卧时患肢下方垫枕抬高10°～15°，肘关节轻度屈曲；半卧时屈肘90°放于胸腹部以保护患侧上肢。

4. 健康教育

参见乳腺疾病一般护理常规健康教育。

（三）健康教育

（1）活动。术后近期避免用患侧上肢搬动、提取重物，继续行功能锻炼。

（2）避孕。术后5年内应避免妊娠，以免促使乳腺癌复发。

（3）放疗或化疗。

（4）义乳或假体。介绍假体的作用和应用；避免衣着过度紧身；根治后 3 个月可行乳房再造术，但有肿瘤转移或乳腺炎者，严禁假体植入。

（5）乳房自我检查。参见乳腺疾病一般护理常规健康教育，包括视诊、触诊（从乳房外上象限开始检查，依次为外上、外下、内下、内上象限，然后检查乳头、乳晕，最后检查腋窝注意有无肿块，乳头有无溢液），20 岁以上的女性应每月自查乳房一次。

第四节 骨科疾病的护理

一、半月板损伤的护理

半月板是位于股骨胫骨内髁及股骨胫骨外髁之间的一种纤维软骨组织，其横断面呈半月形，外侧呈"O"形，内侧呈"C"形，主要功能是传导载荷，维持关节稳定。半月板损伤是指半月板组织的连续性或完整性的破坏和中断。主要症状、体征为膝关节疼痛、打软腿、关节绞索或弹响、股四头肌萎缩，急性期可有关节肿胀。

（一）护理措施

1. 休息

卧床休息，下床时指导其正确扶拐，避免关节活动时出现绞索，造成摔倒。

2. 石膏固定的护理。

适用于 14 岁以下急性稳定性半月板撕裂，保持膝关节伸直位固定，石膏固定常规护理，观察石膏松紧度和患肢血液循环活动。卧床制动 4～6 周。

3. 关节绞索复位时注意事项

关节绞索时，手法复位动作应轻，避免暴力，以免加重损伤。

4. 术前准备

手术治疗时，协助做好术前准备及各项检查，指导患者练习床上大小便，掌握股四头肌锻炼方法。

5. 术后病情观察

密切观察生命体征并做好记录。抬高患肢，观察伤口渗血及关节肿胀情况；伤口包扎松紧适宜，防止过紧影响血液循环或过松出现滑脱。

（二）功能锻炼

根据筋骨并用原则，早期指导患者加强足踝部的屈伸活动和股四头肌的收缩锻炼，防止髌股关节粘连，每天 2 次，每次 5 ～ 10 分钟。

（三）健康教育

（1）告知患者坚持锻炼的重要性，并能按要求循序渐进功能锻炼。

（2）保护膝关节。6 个月内不做跑步、下蹲以及剧烈活动。

（3）关节镜下半月板部分切除术后患者，2 周后可骑自行车、游泳、散步等活动。缝合术后患者，4 周可带限制型支具屈伸活动，6 周后去掉支具进行膝关节康复锻炼。

二、膝关节交叉韧带损伤的护理

交叉韧带位于膝关节内，分为前交叉韧带和后交叉韧带。与内外侧副韧带和关节囊韧带共同构成关节囊网，成为维持关节稳定的基本结构。前交叉韧带自胫骨前窝斜向外后上方，止于股骨外髁内侧面的后部。后交叉韧带自胫骨髁间后窝斜向内前上方，止于股骨内髁的外侧面，交叉韧带损伤是指交叉韧带的连续性、完整性的破坏和中断。

（一）护理措施

1. 体位

协助患者取舒适卧位。

2. 入院评估

了解生活习惯，详细询问病史，做好记录。

3. 石膏固定者的病情观察

单纯石膏固定者，固定膝关节于伸直位置后，密切观察伤肢末梢血液循环、活动、感觉、运动。观察石膏的松紧度是否合适，遇有伤肢末梢发凉，颜色发紫以及足部肿胀明显时，报告医师，做好处理。

4. 加压包扎者的病情观察

行手术治疗患者，指导其练习床上大小便。抬高患肢，密切观察患肢的血液循环、活动、感觉情况。观察伤口渗血以及引流管通畅情况。加压包扎者观察包扎伤口绷带的松紧度是否合适，避免过紧时引起下肢肿胀，影响血液循环或造成腓总神经损伤。

（二）功能锻炼

石膏固定者，石膏干燥后即指导其行股四头肌的收缩锻炼和踝关节的屈伸锻炼。主动做股四头肌、腘绳肌的收缩锻炼，每日 2 次，每次 5 ～ 10 分钟。伤口愈合后，被动做患肢髌骨的推移训练，每日 2 次，每次 5 ～ 10 分钟。膝关节活动度在 2 周内逐渐达 60°～ 90°。

（三）健康教育

（1）告知功能锻炼的重要性，取得患者配合，积极坚持行被动屈伸练习。

（2）指导患者正确的步态，正确的扶拐。扶单拐时健侧扶拐。

（3）石膏、支具固定的患者应根据医嘱，复查调整。

（4）整个锻炼过程应循序渐进，不可过度。

三、跟腱断裂的护理

跟腱是由腓肠肌肌腱和比目鱼肌肌腱混合而成，又称小腿三头肌肌腱，是人体中最坚强、肥大的肌腱。起于小腿中下 1/3 交界处，止于跟骨后结节中点，止点位于皮下，跟腱的功能是使足踝跖屈，后提足跟。跟腱断裂常发生于踝关节背伸位，突然用力跳跃的一瞬间。跟腱断裂是临床中常见的一种损伤，多发生于体育及文艺工作者。跟腱断裂分为开放性和闭合性两种，开放性跟腱断裂多为锐器直接切割所造成。跟腱断裂后不能活动，继而肿胀、压痛，皮下瘀血斑。

（一）护理措施

1. 密切观察病情变化

石膏固定后的患者需床头交接班，倾听患者主诉，严密观察肢体血液循环及感觉运动情况，若患者主诉局部有固定性压迫疼痛感或其他异常时，及时报告医师。

2. 患者制动

尽量不要搬动患者，若需变换体位，需用手掌托扶患肢，不可用手指抓捏，以免在石膏上形成凹陷，引起肢体压疮。

3. 石膏干固后的护理

石膏干固后脆性增加，容易断裂，翻身或改变体位时要平托石膏，力量要轻柔均匀，避免折断。术后石膏外固定者，应注意石膏内有无伤口渗血情况，如石膏内有血迹渗出并逐渐扩大，为持续出血征象，应报告医师，及时处理。

4. 体位护理

前后石膏托或短腿石膏靴将患肢固定于膝关节屈曲，踝关节重力跖屈位（即自然垂足位），患肢制动 6 周左右，限制踝关节的背伸活动，股四头肌等长收缩，足趾背伸和跖屈活动，每天 2 ～ 3 次，每次 5 ～ 10 分钟。

（二）功能锻炼

患肢固定 6 周后去除石膏，进行踝关节背伸、跖屈和膝关节的伸屈功能锻炼，并加强股四头肌等长收缩锻炼，每天 3 次，每次 15 ～ 30 分钟；8 周后可下地行走。

（三）健康教育

（1）根据医嘱告知患者复诊时间，适时解除外固定。

（2）告知患者坚持锻炼的重要性，使其能主动循序渐进地进行伤肢功能锻炼。患肢固定 4 周后去除膝关节石膏进行膝关节屈的锻炼，继续加强股四头肌的等长舒缩、足趾背伸和跖屈活动，每天 3 次，每次 15 ～ 30 分钟。患肢固定 6 周后去除踝关节石膏，进行踝关节的背伸、跖屈锻炼，每天 3 次，每次 15 ～ 30 分钟。被动锻炼踝关节关节时，力度适宜禁用暴力，强度以患者能够承受为准，循序渐进，不可以操之过急。8 周后可下地行走，9 个月内禁止弹跳等剧烈活动。后期可配合中药熏洗，按摩舒筋，穿高跟鞋等促其功能恢复。

（3）根据病情，做好随访，遇有不适及时复诊。

四、股骨干骨折的护理

股骨干骨折是指由小转子下至股骨髁上部位骨干的骨折。

（一）牵引的护理

小儿垂直悬吊牵引时，经常触摸患儿足部温度、颜色及足背动脉的搏动情况，以防血液循环障碍及皮肤破损。为有效产生反牵引力，注意牵引时臀部要离开床面，两腿牵引重量要相等。成人牵引时要抬高床尾，保持牵引力方向与股骨干纵轴成直线。定期测量下肢长度和力线以保持有效牵引。骨牵引针处每天消毒，严禁去除血痂。注意检查足背伸肌功能。腓骨头处加垫软垫，以防腓总神经受损伤。防止发生压疮。

（二）功能锻炼

1. 小儿骨折

炎性期卧床进行股四头肌的静力收缩。骨痂形成期，患儿从不负重行走过渡到负重行走。骨痂成熟期，由部分负重行走过渡到完全负重行走。

2. 成人骨折

除疼痛减轻后进行股四头肌等长收缩外，还要练习踝关节、足关节等小关节的活动。去除外固定后，可进行行走训练，适应下床行走后，逐渐进行负重行走。

第五节 神经外科疾病的护理

一、脑膜瘤的护理

脑膜瘤占颅内肿瘤的 19.2%，男女比例为 1∶2。一般为单发，多发脑膜瘤偶尔可见。

（一）护理措施

1. 入院护理

（1）入院常规护理，常规安全防护教育，常规健康指导。

（2）指导患者合理饮食，保持大便通畅。

（3）指导患者肢体功能锻炼，指导患者语言功能锻炼。

（4）结合患者的个体情况，每 1～2 小时协助患者翻身，保护受压部位皮肤；如局部皮肤有压红，可缩短翻身的间隔时间，受压部位应予软枕垫高减压。

2. 术前护理

（1）每 1～2 小时巡视患者，观察患者的生命体征、意识、瞳孔、肢体活动，如有异常及时通知医师。

（2）了解患者的心理状态，向患者讲解疾病的相关知识，介绍同种疾病手术成功的例子，增强患者治疗信心，减轻焦虑、恐惧心理。

（3）根据医嘱正确采集标本，进行相关检查。

（4）术前落实相关化验、检查报告的情况，如有异常立即通知医师。

（5）根据医嘱进行治疗、处置，注意观察用药后反应。

（6）注意并发症的观察和处理。

（7）指导患者练习深呼吸及有效咳嗽；指导患者练习床上大小便。

（8）指导患者修剪指（趾）甲、剃胡须，女性患者勿化妆及涂染指（趾）甲

（9）指导患者戒烟、戒酒。

（10）根据医嘱正确备血（复查血型），行药物过敏试验。

（11）指导患者术前 12 小时禁食，8 小时禁饮水，防止术中呕吐导致窒息；术前晚进半流食，如米粥、面条等。

（12）指导患者保证良好的睡眠，必要时遵医嘱使用镇静催眠药。

3. 手术当日护理

（1）送手术前。①术晨为患者测量体温、脉搏、呼吸、血压，如有发热、血压过高、女性月经来潮等情况均应及时报告医师，以确定是否延期手术。②协助患者取下义齿、项

链、耳钉、手链、发夹等物品，并交给家属妥善保管。③皮肤准备（剃除全部头发及颈部毛发、保留眉毛）后，更换清洁的住院服。④遵医嘱术前用药，携带术中用物，平车护送患者入手术室。

（2）术后回病房。①每15～30分钟巡视患者，注意观察患者的生命体征、意识、瞳孔、肢体活动等，如异常及时通知医师。②注意观察切口敷料有无渗血。③密切观察引流液的颜色、性状、量等情况并记录，妥善固定引流管，引流袋置于头旁枕上或枕边，高度与头部创腔保持一致，保持引流管引流通畅，活动时注意引流管不要扭曲、受压，防止脱管。④观察留置导尿患者尿液的颜色、性状、量，会阴护理每天2次。⑤术后6小时内给予去枕平卧位，6小时后可床头抬高，麻醉清醒的患者可以协助床上活动，保证患者舒适。⑥保持呼吸道通畅。⑦若患者出现不能耐受的头痛，及时通知医师，遵医嘱给予止痛药物，并密切观察患者的生命体征、意识、瞳孔等变化。⑧精神症状患者的护理：加强患者安全防护，需使用约束带的患者，应告知家属并取得同意，定时松解约束带，按摩受约束的部位，24小时有家属陪护，预防自杀倾向，同时做好记录。⑨术后24小时内禁食水，可行口腔护理，每天2次。清醒患者可口唇覆盖湿纱布，保持口腔湿润。⑩结合患者的个体情况，每1～2小时协助患者翻身，保护受压部位皮肤；如局部皮肤有压红，可缩短翻身的间隔时间，受压部位应予软枕垫高减压。

4. 术后护理

（1）术后第1～3天。①每1～2小时巡视一次患者，注意观察患者的生命体征、意识、瞳孔、肢体活动等，如发现有头痛、恶心、呕吐等颅内压增高症状及时通知医师。②注意观察切口敷料有无渗血。③密切观察引流液的颜色、性状、量等情况并记录，妥善固定引流管，并保持引流管引流通畅，不可随意放低引流袋，以保证创腔内有一定的液体压力。若引流袋放低，会导致创腔内液体引出过多，创腔内压力下降，脑组织迅速移位，撕破大脑上静脉，从而引发颅内血肿。医师根据每天引流液的量调节引流袋的高度。④观察留置导尿患者尿液的颜色、性状、量，会阴护理每天2次。⑤术后引流管放置3～4天，引流液由血性脑脊液转为澄清脑脊液时，即可拔管，避免长时间带管形成脑脊液漏。拔除引流管后，注意观察患者的生命体征、意识、瞳孔等变化，切口敷料有无渗血、渗液及皮下积液等，如有异常及时通知医师。⑥加强呼吸道的管理，鼓励深呼吸及有效咳嗽、咳痰，如痰液黏稠不易咳出可遵医嘱予雾化吸入，必要时吸痰。⑦术后24小时如无恶心、呕吐等麻醉后反应，可遵医嘱进食，由流食逐步过渡到普食，积极预防便秘的发生。⑧指导患者床上活动，床头摇高，逐渐坐起，逐渐过渡到床边活动（做好跌倒风险评估），家属陪同。活动时以不疲劳为宜。⑨指导患者进行肢体功能锻炼和语言功能锻炼。⑩做好生活护理，如洗脸、刷牙、喂饭、大小便等，定时协助患者翻身，保护受压部位皮肤，预防压疮的发生。

（2）术后第4日至出院日。①每1～2小时巡视一次患者，注意观察患者的生命体征、意识、瞳孔、肢体活动等，如发现有头痛、恶心、呕吐等颅内压增高症状及时通知医师；注意观察切口敷料有无渗血。②指导患者注意休息，病室内活动，活动时以不疲劳为宜。对高龄、活动不便、体质虚弱等可能发生跌倒的患者及时做好跌倒或坠床风险评估。

（二）健康教育

1. 饮食指导

指导患者进食高热量、高蛋白、富含纤维素、维生素丰富、低脂肪、低胆固醇的食物，如蛋、牛奶、瘦肉、新鲜鱼、蔬菜、水果等。

2. 用药指导

有癫痫病史者遵医嘱按时、定量口服抗癫痫药物。不可突然停药、改药及增减药量，以避免加重病情。

3. 康复指导

对肢体活动障碍者，户外活动须有专人陪护，防止意外发生，鼓励患者经常对功能障碍的肢体做主动和被动运动，防止肌肉萎缩。

二、脊髓损伤的护理

脊髓损伤为脊柱骨折或骨折脱位的严重并发症。损伤高度以下的脊神经所支配的身体部位的功能会丧失。

（一）常见护理问题

1. 肢体麻痹及下半身瘫痪

因脊髓完全受损的部位不同，故肢体麻痹的范围也不同。

（1）第4颈椎以上损伤，会引起完全麻痹，即躯干和四肢麻痹。

（2）第1胸椎以上损伤，会引起不完全麻痹，上肢神经支配完全，但躯干稳定力较差，下肢完全麻痹。

（3）第6胸椎以下受伤，会造成下半身瘫痪。

2. 营养摄入困难

（1）在脊髓受损后48小时之内，胃肠系统的功能可能会下降。

（2）脊髓损伤后，患者可能会出现消化功能障碍，以致患者对食物的摄取缺乏耐力，易引起恶心、呕吐，且摄入的食物也不易消化吸收。

3.排泄问题

（1）排尿功能障碍。①尿潴留：在脊髓休克期，膀胱括约肌功能消失，膀胱无收缩功能。②尿失禁：脊髓休克过后，损伤平面以下肌张力增高，膀胱中枢受损不能建立反射性膀胱，导致尿失禁。

（2）排便功能障碍。由于脊髓受损，直肠失去反射，导致大便排出失去控制或不由自主地排出大便，而造成大便失禁。

4.焦虑不安

患者在受伤后，突然变成下半身麻痹或四肢瘫痪，患者会出现伤心、失望及抑郁等心理反应而不能面对现实，或对医疗失去信心。

（二）护理目标

（1）护士能及时观察患者呼吸、循环功能变化并给予急救护理。

（2）患者知道摆放肢体良肢位的重要性。

（3）患者有足够的营养供应。

（4）患者能规律排尿。

（5）减轻焦虑。

（6）预防并发症。

（三）护理措施

1.做好现场急救护理

对患者迅速及较准确地做出判断，有无合并伤及重要脏器损伤，并根据其疼痛、畸形部位和功能障碍情况，判断有无脊髓损伤及其性质、部位。对颈段脊髓损伤者，首要是稳定生命体征。高位脊髓损伤患者，多有呼吸浅，呼吸困难，应配合医师立即气管切开或气管内插管。插管时特别注意，有颈椎骨折时，头部制动，绝对不能使头颈部多动；气管插管时，宜采用鼻咽插管，借助纤维喉镜插管。

2.正确运送患者，保持脊柱平直

现场搬运患者时至少要三人蹲在患者一侧，协调一致平起，防止脊柱扭转屈曲，平放在硬板单架上。对有颈椎骨折者，有一人在头顶部，双手托下颌及枕部，保持轻度向头顶牵引，颈部中立位，旁置沙袋以防扭转。胸腰段骨折者在胸腰部垫一软垫，切不可一人抱腋下，另一人抱腿屈曲搬动，而致脊髓损伤加重。

3.定时翻身，给予适当的卧位

（1）脊髓损伤患者给其提供硬板床，加用预防压疮的气垫床。

（2）翻身时应采用轴线翻身，保持脊柱呈直线，两人动作一致，防止再次脊髓损伤。每隔 2 小时翻身 1 次。

（3）仰卧位。患者仰卧位时髋关节伸展并轻度外展。膝伸展，但不能过伸。踝关节背屈，脚趾伸展。在两腿之间可放一枕头，可保持髋关节轻度外展。肩应内收，中立位或前伸，勿后缩。肘关节伸展，腕背屈约 45°。手指轻度屈曲，拇指对掌。患者双上肢放在身体两侧的枕头上，肩下垫枕头要足够高，确保两肩部后缩，也可将两枕头垫在前臂或手下，使手的位置高于肩部，可以预防重力性肿胀。

（4）侧卧位。髋膝关节屈曲，两腿之间垫上软枕，使上面的腿轻轻压在下面的枕头上。踝背屈，脚趾伸展。下面的肩呈屈曲位，上肢放于垫在头下和胸背部的两个枕头之间，以减少肩部受压。肘伸展，前臂旋后。上面的上肢也是旋后位，胸壁和上肢之间垫一枕头。

4. 供给营养

（1）在脊髓损伤初期，先给患者静脉输液，并插入鼻胃管以防腹胀。

（2）观察患者肠蠕动情况，当肠蠕动恢复后，可经口摄入饮食。

（3）给予高蛋白、高维生素、高纤维素的食物，以及足够的水分。

（4）若患者长期卧床不动，应限制含钙食物的摄取，以防泌尿道结石。

（5）若患者有恶心、呕吐，应注意防止患者发生吸入性肺炎。

5. 大、小便的护理

（1）脊髓损伤后最初几日即脊髓休克期，膀胱呈弛缓性麻痹，患者出现急性尿潴留，应立即留置导尿管引流膀胱的尿液，采用密闭式引流，使用抗反流尿袋。随时保持会阴部的清洁，每天消毒尿道口，定期更换尿管，以防细菌感染。

（2）患者出现大便失禁需及时处理，并保持肛周皮肤清洁、干燥、无破损，在肛周涂皮肤保护剂。患者出现麻痹性肠梗阻或腹胀时，给予患者脐周顺时针按摩。可遵医嘱给予肛管排气或胃肠减压，必要时给予缓泻剂，使用热水袋热敷脐部。

（3）少食或不食产气过多的食物，如甜食、豆类食品等。指导患者食用含纤维素多的食物。鼓励患者多饮用热果汁。

（4）训练患者排便、排尿功能恢复。对痉挛性神经性膀胱患者的训练：定时喝一定数量的水，使膀胱充盈，定时开放尿管，引流膀胱内尿液。也可定期刺激膀胱收缩排出尿液，如轻敲患者的下腹部（耻骨上方）、用手刺激大腿内侧，以刺激膀胱收缩。间歇性导尿，即 4 个小时导尿 1 次，这种方法可以使膀胱有一定的充盈，形成对排尿反应的生理刺激，这种冲动传到脊髓的膀胱中枢，可促进逼尿肌的恢复。

训练患者排便，应先确定患者患病前的排便习惯，并维持适当的高纤维素饮食与水分的摄取，以患者的习惯选择一天中的一餐后，进行排便训练，因患者饭后有胃结肠反射，可在患者臀下垫便盆，教导患者有效地以腹部压力来引发排便，如无效，则可戴手套，伸入患者肛门口刺激排便，或再加甘油灌肠，每天固定时间训练。

6.做好基础护理

患者脊髓受损后可出现四肢瘫或截瘫，生活自理能力缺陷，其一切生活料理均由护理人员来完成。每天定时翻身，变换体位，观察皮肤，保护皮肤完整性。保持床单的平整。

7.做好呼吸道管理

（1）C1～4受损者，膈神经、横隔及肋间肌的活动均丧失，并且无法深呼吸及咳嗽，为了维持生命而行气管切开，并使用呼吸机辅助呼吸，及时吸痰保持呼吸道通畅。

（2）在损伤后48小时应密切观察患者呼吸形态的变化，注意呼吸的频率和节律。

（3）监测血氧饱和度及动脉血气分析的变化，以了解其缺氧的情况是否加重。

（4）在病情允许的范围内协助患者翻身，指导患者深呼吸与咳嗽，以预防肺不张及坠积性肺炎等并发症。

8.观察神经功能的变化

（1）观察脊髓受压的征象，在受伤的36小时内，每隔2～4小时就要检查患者四肢的肌力、肌张力、痛触觉等，以后每班至少检查1次。及时记录患者感觉平面、肌张力、痛觉、温觉、触觉恢复的情况。

（2）检查发现患者有任何变化时，应立即通知医师，以便及时进行手术减压。

9.脊髓手术护理

（1）手术前护理。①观察脊髓受压的情况，特别注意维持患者的呼吸。②观察患者脊柱的功能，以及活动与感觉功能的丧失或恢复情况。③做好患者心理护理，解除患者的恐惧、忧虑和不安的心理。④遵医嘱进行术前准备，灌肠去除肠内粪便，可减少手术后的肿胀和压迫。

（2）手术后护理。①手术后搬运患者时，应保持患者背部平直，避免不必要的震动、旋转、摩擦和任意暴露患者；如为颈椎手术，则应注意颈部的固定，戴颈托。②颈部手术后，应该去掉枕头平卧。必要时使用沙袋固定头部，保持颈椎平直。③观察患者的一般情况，如皮肤的颜色、意识状况、定向力、生命体征及监测四肢运动、肌力和感觉。④颈椎手术时，由于颈部被固定，不能弯曲。常使口腔的分泌物不易咳出，应及时吸痰保持呼吸道的通畅。⑤观察伤口敷料是否干燥，有无出血、液体自伤口处渗出，观察术后应用止痛泵的效果。

10. 颅骨牵引患者护理

（1）随时观察患者有无局部肿胀或出血的情况。

（2）颅骨牵引时间过长时，枕部及肩胛骨易发生压疮，可根据情况应用减压贴。

（3）定期检查牵引的位置、功效是否正确，如有松动，及时报告医师。

（4）牵引时使用便器要小心，不可由于使用便器不当造成牵引位置、角度及功效发生改变。

11. 预防并发症护理

脊髓损伤后常发生的并发症是压疮、泌尿系统感染和结石、肺部感染、深静脉血栓形成和肢体挛缩。

（1）压疮。采用诺顿评分定时评估患者皮肤情况，护士按照评分表中五项内容分别打分并相加总分小于14分，可认为患者是发生压疮的高危人群，必须进行严格的压疮预防。可应用气垫床，定时翻身缓解患者的持续受压，对于危险区域的皮肤应用减压贴、透明贴、皮肤保护剂，保持床单平整、清洁，每班加强检查。

（2）肺部护理。鼓励患者咳嗽，可压住胸壁或腹壁辅助咳嗽，不能自行咳痰者进行气管内吸痰。咳嗽困难者，可采用雾化吸入，变换体位、进行体位引流等方式。颈段脊髓损伤者，必要时行气管切开，辅助呼吸。

（3）防深静脉血栓形成。深静脉血栓形成常发生在伤后 10～40 日，主要原因是血流缓慢。临床表现为下肢肿胀、胀痛、皮肤发红，也可出现肢体温度降低。防治的方法有患肢被动活动，穿预防深静脉血栓的弹力袜；定期测下肢周径，发现肿胀立即制动；也可行彩色多普勒检查，证实为血栓者可行溶栓治疗，可用尿激酶或东凌克栓酶等。

（4）预防痉挛护理。痉挛是中枢神经系统损害后出现的以肌张力异常增高为表现的综合征，痉挛可出现在肢体整体或局部，也可出现在胸、背、腹部肌肉。有些痉挛对患者是有利的，如股四头肌痉挛有助于患者的站立和行走，下肢肌痉挛有助于防止直立性低血压，四肢痉挛有助于防止深静脉血栓形成。但严重的肌痉挛会给患者带来很大的痛苦，妨碍自主运动的恢复，成为功能恢复的主要障碍。痉挛在截瘫患者中常表现为以伸肌张力异常增高的痉挛模式，持续的髋、膝、踝的伸展，最后出现跟腱缩短、踝关节旋前畸形及内收肌紧张。患者从急性期开始采用抗痉挛的良肢体位摆放，下肢伸肌张力增高将下肢摆放为屈曲位。对肢体进行主动运动和被动运动：①做痉挛肌的拮抗肌适度的主动运动，对肌痉挛有交替性抑制作用。②被动运动与按摩：进行肌肉按摩或温和地被动牵张痉挛肌，可降低肌张力，有利于系统康复训练。冷疗或热疗可使肌痉挛一过性放松。水疗温水浸浴有利于缓解肌痉挛。

12. 康复护理

（1）在康复医师的指导下，给予患者日常生活活动训练，使患者能自行穿脱衣服、进食，盥洗，大小便，沐浴及开关门窗、电灯、水龙头等，增强患者自我照顾的能力。

（2）按照运动计划做肢体运动，颈椎以下受伤的患者，运用各种支具下床行走。

（3）指导患者及家属如何把身体自床上移到轮椅或床边的便器上。

（4）教导患者使用辅助的运动器材（如轮椅、助行器、手杖）来加强自我照顾能力。

（四）健康教育

多数患者和家属对突然遭受到脊髓外伤所带来的四肢瘫或截瘫事实不能接受，患者和家属都比较紧张，因此对其进行健康教育就非常重要。

（1）教导患者需保持情绪稳定，向患者简单的解释所有治疗的过程。

（2）鼓励家属参加康复治疗活动。

（3）告知患者注意安全，以防发生意外。

（4）教导运动计划的重要性，并能切实执行。

（5）教导家属能适时给予患者协助及心理支持，并时常给予鼓励。

（6）教导患者及家属，重视日常生活的照顾，预防并发症。

（7）定期返院检查。

（五）护理评价

对脊髓损伤的患者，在提供必要的护理措施之后，应进行下列评价。

（1）患者的脊柱是否保持平直。

（2）患者的呼吸功能和循环功能是否维持在正常状态。

（3）是否提供足够的营养。

（4）是否为患者摆放良肢位，定时为患者翻身。

（5）患者的大、小便排泄功能是否已经逐渐恢复正常，是否已经提供必要的协助和训练。

（6）患者是否经常保持皮肤清洁干燥，皮肤是否完整无破损。

（7）患者的运动、感觉、痛觉、温觉、触觉功能是否逐渐恢复。

（8）对脊髓手术的患者，是否提供了完整的手术前及手术后的护理。

（9）对患者是否进行了健康教育，患者接受的程度如何，是否可以掌握。

（10）对实施颅骨牵引的患者，是否提供了必要的牵引护理。

（11）在护理患者过程中是否避免了并发症的发生。

（12）患者及家属是否能够接受脊髓损伤这种心理冲击，是否提供了心理护理。

第三章 妇产科疾病的护理

妇产科是一个广泛的医学领域。近年来，妇科疾病频发，妇女的身体健康受到广泛关注。如何提升妇科疾病的诊疗水平与护理水平，成为护理工作者需要思考的重要内容之一。本章主要论述了妇科疾病、产科疾病的护理，重点突出了护理要点及包括心理护理在内的健康教育。

第一节 妇科疾病的护理

一、闭经的护理

闭经，是指无月经或月经停止。

（一）护理问题

（1）焦虑。焦虑与担心闭经对健康、性生活及生育的影响有关。

（2）功能障碍性悲哀。功能障碍性悲哀与长期闭经、治疗效果不佳及担心丧失女性形象有关。

（二）护理措施

1. 一般护理

（1）鼓励患者增加营养。营养不良引起闭经时，应供给患者足够的营养。

（2）保证睡眠。工作紧张引起闭经时，鼓励患者加强锻炼，增强体质，注意劳逸结合。如为肥胖引起的闭经，指导患者进低热量饮食，但食物需要富含维生素和矿物质，嘱咐患者适当增加运动量。

2. 病情观察

（1）观察患者情绪变化，有无引起闭经的精神因素，如工作、家庭、生活等情况。

（2）对有人工流产、剖宫产史的闭经患者，应监测阴道流血情况及月经变化。

（3）注意患者体重增加或减少的数据和时间，与闭经前、后的关系。

（4）观察患者甲状腺有无肿大、有无糖尿病症状。

3. 用药护理

指导患者合理使用性激素，说明性激素的作用、不良反应、用药方法及注意事项。

4. 心理护理

讲解月经的生理知识，使患者了解闭经与女性特征、生育及健康的关系，减轻心理压

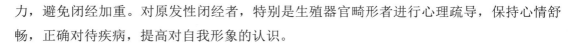

力，避免闭经加重。对原发性闭经者，特别是生殖器官畸形者进行心理疏导，保持心情舒畅，正确对待疾病，提高对自我形象的认识。

（三）健康教育

（1）告知患者要耐心坚持规范治疗，在医师的指导下接受全身系统检查。

（2）短期治疗效果可能不明显，要有心理准备，不要放弃治疗，树立战胜疾病的信心。

二、外阴炎的护理

外阴炎是妇科常见病，是外阴部的皮肤与黏膜的炎症，可发生于任何年龄，以生育期及绝经后妇女多见。

（一）护理诊断

（1）皮肤及黏膜完整性受损。与炎症引起的外阴皮肤及黏膜充血、破损有关。

（2）舒适度的改变。与皮肤瘙痒、烧灼感有关。

（3）知识缺乏。缺乏疾病及其防护知识。

（二）护理目标

（1）患者皮肤与黏膜完整。

（2）患者病情缓解或好转，舒适感增加。

（3）患者情绪稳定，积极配合治疗与护理。

（三）护理措施

1. 一般护理

炎症期间宜进食清淡且富含营养的食物，禁食辛辣、刺激性食物。

2. 心理护理

患者常出现烦躁不安、焦虑紧张情绪，应帮助患者树立信心，减轻心理负担并告知患者应坚持治疗，讲究卫生。

3. 病情监护

积极寻找病因，消除刺激因素。

4. 治疗护理

（1）治疗原则。去除病因，积极治疗原发病，如阴道炎、尿瘘、粪瘘、糖尿病等。

（2）治疗配合。保持外阴清洁干燥，局部使用约40℃的1∶5000高锰酸钾溶液坐浴，每日2次，每次15～30分钟，5～10次为1个疗程。如有破溃，可涂抗生素软膏或紫草油，急性期可用物理治疗。

（四）健康教育

（1）卫生宣教，指导妇女穿棉质内裤，减少分泌物刺激，对公共场所，如游泳池、公共浴室等谨慎出入，注意经期、孕期、产期及流产后的生殖道清洁，防止感染。

（2）定期妇科检查，积极参与普查与普治。

（3）指导用药方法及注意事项。

（4）加强性道德教育，纠正不良性行为。

（五）护理评价

（1）患者诉说外阴瘙痒症状减轻，舒适感增加。

（2）患者焦虑缓解或消失，掌握卫生保健常识，能养成良好卫生习惯。

三、前庭大腺炎的护理

细菌侵入前庭大腺腺管内致腺管充血、水肿称为前庭大腺炎。

（一）护理诊断

（1）皮肤完整性受损。与脓肿自行破溃或手术切开引流有关。

（2）疼痛。与局部炎症刺激有关。

（二）护理目标

（1）患者皮肤保持完整。

（2）疼痛缓解或好转。

（三）护理措施

1. 一般护理

急性期患者应卧床休息，饮食易消化，加强营养。

2. 心理护理

患者常常烦躁不安、焦虑紧张，应尊重患者，为患者保密，以解除其忧虑，使其积极治疗，帮助其建立治愈疾病的信心和生活的勇气。

3. 病情监护

观察患者的生命体征，重点观察体温变化，观察伤口愈合情况。

4. 治病护理

（1）治疗原则。急性期局部热敷或坐浴，应用抗生素消炎治疗；脓肿形成或囊肿较大时，应切开引流或行囊肿造口术，保持腺体功能，防止复发。

（2）治疗配合。急性炎症发作时，取前庭大腺开口处分泌物做细菌培养，确定病原体。根据细菌培养结果和药物敏感试验选用抗生素口服或肌内注射。脓肿形成或囊肿较大时，切开引流或行囊肿造口术，并放置引流条。术后保持局部清洁，引流条每天更换 1 次，外阴用 1 ∶ 5000 氯己定棉球擦拭，每日擦洗外阴 2 次，也可用清热解毒中药热敷或坐浴，每天 2 次。

（四）健康教育

（1）向患者及家属讲解此病的病因及预防措施，指导患者注意外阴清洁卫生。

（2）告知患者及家属月经期、产褥期禁止性交；月经期应使用消毒卫生巾预防感染；术后注意事项及正确用药。告知患者相关卫生保健常识，养成良好卫生习惯。

（五）护理评价

（1）患者诉说外阴不适症状减轻，舒适感增加。

（2）患者接受医护人员指导，焦虑缓解或消失。

四、盆腔炎的护理

盆腔炎性疾病指女性上生殖道的一组感染性疾病，主要包括子宫内膜炎、输卵管炎、输卵管卵巢脓肿、盆腔腹膜炎。

（一）护理诊断

（1）疼痛。其与感染症状有关。

（2）体温过高。其与盆腔急性炎症有关。

（3）睡眠形态紊乱。其与疼痛或心理障碍有关。

（4）焦虑。其与病程长、治疗效果不明显或不孕有关。

（5）知识缺乏。其与缺乏经期卫生知识有关。

（二）护理措施

1.症状护理

（1）密切观察。分泌物增多，观察阴道分泌物颜色、性状、气味及量，选择合适的药液进行阴道冲洗。在不清楚阴道炎的种类时，不可滥用冲洗液，指导患者勤换会阴垫及内裤，保持外阴清洁干燥。

（2）支持疗法。卧床休息，取半卧位，有利于脓液积聚于直肠子宫陷凹处，使炎症局限；给高热量、高蛋白、高维生素饮食或半流质饮食，及时补充丢失的液体；对出现高热的患者，采取物理降温，出汗时及时更衣，保持身体清洁舒服；若患者腹胀严重，应行胃肠减压。

（3）症状观察。密切监测生命体征，测体温、脉搏、呼吸、血压，每 4 小时 1 次；物理降温后 30 分钟测体温，以观察降温效果。若患者突然出现腹痛加剧及出现寒战、高热、恶心、呕吐、腹胀，应立即报告医师，同时做好剖腹探查的准备。

2. 用药护理

（1）门诊治疗。指导患者遵医嘱用药，了解用药方案并告知注意事项。常用方案：头孢西丁钠 2g，单次肌内注射，同时口服丙磺舒 1g，然后改为多西环素 100mg，每日 2 次，连服 14 天，可同时加服甲硝唑 400mg，每日 2～3 次，连服 14 天；或选用其他第三代头孢菌素与多西环素、甲硝唑合用。

（2）住院治疗。严格遵医嘱用药，了解用药方案并密切观察用药反应。

头孢霉素类或头孢菌素类药物：头孢西丁钠 2g，静脉滴注，每 6 小时 1 次。头孢替坦二钠 2g，静脉滴注，每 12 小时 1 次。加多西环素 100mg，每 12 小时 1 次，静脉输注或口服。对不能耐受多西环素者，可用阿奇霉素替代，每次 500mg，每天 1 次，连用 3 天。对输卵管卵巢脓肿患者，可加用克林霉素或甲硝唑。

克林霉素与氨基糖苷类药物联合方案：克林霉素 900mg，每 8 小时 1 次，静脉滴注；庆大霉素先给予负荷量（2mg/kg），然后给予维持量（1.5mg/kg），每 8 小时 1 次，静脉滴注；临床症状、体征改善后继续静脉应用 24～48 小时，克林霉素改口服，每次 450mg，1 天 4 次，连用 14 天；或多西环素 100mg，每 12 小时 1 次，连续用药 14 天。

（3）观察药物疗效。若用药后 48～72 小时患者体温持续不降且症状加重，应及时报告医师处理。

（4）中药治疗。主要为活血化瘀、清热解毒药物。可遵医嘱指导服中药或用中药外敷腹部，若需进行中药保留灌肠，按保留灌肠操作规程完成。

3. 手术护理

（1）药物治疗无效。经药物治疗 48～72 小时体温持续不降，患者中毒症状加重或包块增大者。

（2）脓肿持续存在。经药物治疗病情好转，继续控制炎症数天（2～3 周），包块仍未消失但已局限化。

（3）脓肿破裂。突然腹痛加剧及出现寒战、高热、恶心、呕吐、腹胀，检查腹部拒按或有中毒性休克表现。

4. 心理护理

（1）关心患者，倾听患者诉说，鼓励患者表达内心感受，通过与患者进行交流，建立良好的护患关系，尽可能满足患者的合理需求。

（2）加强疾病知识宣传，解除患者思想顾虑，增加其对治疗的信心。

（3）与家属沟通，指导家属关心患者，与患者及家属共同探讨适合个人的治疗方案，取得家人的理解和帮助，减轻患者心理压力。

（三）健康教育

（1）讲解疾病知识。向患者讲解盆腔炎性疾病的疾病知识，告知及时就诊和规范治疗的重要性。

（2）个人卫生指导。保持会阴清洁，做好经期、孕期及产褥期的卫生宣传。

（3）性生活指导及性伴侣治疗。注意性生活卫生，月经期禁止性交。

（4）饮食生活指导。给予高热量、高蛋白、高维生素饮食，增加营养，积极锻炼身体，注意劳逸结合，不断提高机体抵抗力。

（5）随访指导。对于应用抗生素治疗的患者，应在 72 小时内随诊，明确有无体温下降、反跳痛减轻等临床症状改善。若无改善，需做进一步检查。对沙眼衣原体及淋病奈瑟菌感染者，可在治疗后 4 ～ 6 周复查病原体。

五、子宫内膜癌的护理

子宫内膜癌是指原发于子宫内膜的一组上皮性恶性肿瘤。

（一）护理诊断

（1）焦虑。焦虑与住院及手术有关。

（2）知识缺乏。缺乏子宫内膜癌相关的治疗、护理知识。

（二）护理目标

（1）患者获得有关子宫内膜癌的治疗、护理知识。

（2）患者焦虑减轻，主动参与诊治过程。

（三）护理措施

1. 心理护理

帮助患者熟悉医院环境，为患者提供安静、舒适的休息环境。告知患者子宫内膜癌的病程发展慢，是女性生殖系统恶性肿瘤预后较好的一种，以缓解或消除心理压力，增强治病的信心。

2. 生活护理

（1）卧床休息，注意保暖。鼓励患者进食高蛋白、高热量、高维生素、易消化饮食。进食不足或营养状况极差者，遵医嘱静脉补充营养。

（2）严密观察生命体征、腹痛、手术切口、血常规变化；保持会阴清洁，每天用 0.1%苯扎溴铵溶液会阴冲洗，正确使用消毒会阴垫，发现感染征象及时报告医师，并遵医嘱及时使用抗生素和其他药物。

3. 治疗配合

对于采用不同治疗方法的患者，实施相应的护理措施。手术患者注意术后病情观察，记录阴道残端出血的情况，指导患者适度活动。孕激素治疗过程中注意药物的不良反应，指导患者坚持用药。化疗患者要注意骨髓抑制现象，做好支持护理。

（四）健康教育

1. 普及防癌知识

大力宣传定期防癌普查的重要性，定期进行防癌检查；正确掌握使用雌激素的指征；绝经过渡期妇女月经紊乱或不规则流血者，应先除外子宫内膜癌；绝经后妇女出现阴道流血者，警惕子宫内膜癌的可能；注意高危因素，重视高危患者。

2. 定期随访

手术、放疗、化疗患者应定期随访。随访时间：术后 2 年内，每 3～6 个月 1 次；术后 3～5 年内，每 6～12 个月 1 次。随访中注意有无复发病灶，并根据患者康复情况调整随访时间。随访内容：盆腔检查、阴道脱落细胞学检查、胸片（6 个月至 1 年）。

第二节　产科疾病的护理

一、异常产褥的护理

异常产褥，是指产妇分娩时及产褥期生殖道受病原体感染，造成的一系列异常症状。

（一）产褥感染的护理

1. 护理诊断

（1）体温过高：与产褥感染有关。

（2）体液不足：与发热消耗、摄入减少有关。

（3）疼痛：与伤口裂开有关。

（4）焦虑：与担心自身健康及新生儿喂养有关。

（5）母乳喂养中断与产褥感染有关。

2. 护理目标

（1）产妇炎症得到控制，体温及各项生命体征恢复正常。

（2）产妇液体摄入能够满足机体需要，未出现电解质失衡。

（3）产妇主诉疼痛缓解。

（4）产妇能复述疾病、自我护理及新生儿喂养相关知识。

（5）新生儿得到有效喂养，生长发育正常。

3.护理措施

（1）卧床休息。取半卧位，有利于恶露的排出及炎症的局限。

（2）注意观察子宫复旧情况。给予宫缩剂即缩宫素，促使子宫收缩，及时排出恶露。

（3）饮食。增强营养，提高机体抵抗力，给予高热量、高蛋白、高维生素、易消化饮食。产后 3 天内不能吃过于油腻、汤太多的食物。饮食中必须含足量的蛋白质、矿物质及维生素。少食或不食辛辣刺激性食物。保持精神愉快，心情舒畅，避免精神刺激。

（4）体温升高的护理。严密观察体温、脉搏，每 4 小时测量 1 次，体温在 39℃以上者，可采取物理降温（冰帽、温水、酒精擦洗），鼓励患者多饮水。

（5）食欲缺乏者。可静脉补液，注意纠正酸中毒，纠正电解质紊乱，必要时输血。

（6）保持会阴部清洁、干燥。每天消毒、擦洗外阴 2 次。会阴水肿严重者，可用 50% 硫酸镁湿热敷；会阴伤口感染扩创引流者，每天用消毒液换药或酌情坐浴；盆腔脓肿切开者，注意引流通畅。

（7）抗感染治疗。使用大剂量的抗生素。应用抗生素的原则是早用、快速、足量；对于严重的病例要采取联合用药（氨苄霉素、庆大霉素、卡那霉素、甲硝唑等）；必要时取分泌物做药物敏感试验。

（8）下肢血栓性静脉炎。卧床休息，局部保暖并给予热敷，以促进血液循环而减轻肿胀，注意抬高患肢，防栓子脱落栓塞肺部。急性期过后，指导和帮助患者逐渐增加活动。

（9）做好患者的口腔、乳房护理。感染患者实施床边隔离，尤其是患者使用的便盆要严格隔离，防止交叉感染；及时消毒患者用物，产妇出院后应严格消毒所用物品。

4.健康指导

（1）产褥感染的预防。指导患者平时养成良好的卫生习惯，积极治疗生殖道炎症。妊娠后期避免性生活及盆浴。

（2）指导产妇注意个人卫生，做好会阴部护理。每日用 1∶5000 高锰酸钾溶液或 1∶40 络合碘溶液冲洗外阴 2 次；产后 10 天可温水坐浴，每日 2 次；教会产妇正确、及时地更换会阴垫。

（3）指导母乳喂养，新生儿吸吮乳头可反射性地刺激子宫收缩，促进恶露排出。

（4）向产妇讲解产褥感染及其治疗的相关知识，缓解产妇的焦虑情绪，如母婴分离，指导产妇、家属如何挤出和贮存乳汁，喂养新生儿。

（5）教会产妇及其家属识别产褥感染的症状、体征，有发热、腹痛、恶露异常应及时就医。

（6）提供产后休养、饮食、活动、复查等相关信息。

5. 护理评价

产妇的感染症状得到及时控制，体温恢复正常，疼痛缓解，心理状态趋于稳定，能够进行产后自我护理，新生儿生长发育正常。

（二）晚期产后出血的护理

1. 护理诊断

（1）潜在并发症。出血性休克。

（2）有感染的危险。与出血造成机体抵抗力降低或胎盘、胎膜残留有关。

（3）组织灌注量改变。与晚期产后出血有关。

（4）焦虑。与担心自身健康、生命安全及婴儿喂养有关。

2. 护理目标

（1）护士及时发现产妇出血性休克的症状及体征，报告医生及时处理。

（2）产妇住院期间体温正常，未出现感染。

（3）产妇维持体液平衡，维持基本生理功能。

（4）产妇能复述产褥期自我照顾及新生儿照顾的知识。

3. 护理措施

（1）观察子宫复旧情况，阴道出血的量、颜色、性状和气味，剖宫产伤口愈合情况。监测患者的体温、脉搏等生命体征并注意其一般情况。

（2）大量出血、反复出血可导致贫血，应注意监测产妇的血红蛋白及一般情况，遵医嘱应用止血药物，为其提供高热量、高蛋白、高维生素的饮食，以纠正贫血，增强抵抗力。

（3）怀疑胎盘、胎膜残留者应配血，建立静脉通路，准备行刮宫术，术中注意观察患者的一般情况及出血量，刮出物送病理检查。术后遵医嘱给予抗生素及缩宫素，并注意观察子宫收缩及阴道出血情况。

（4）剖宫产伤口清创者，应注意观察伤口的愈合情况。

（5）保持产妇外阴清洁，及时更换会阴垫，每日外阴冲洗 2 次。

（6）做好生活护理，满足产妇的基本需要。母婴分离者如无禁忌可将乳汁挤出，喂养婴儿。

（7）预防。 分娩后仔细检查胎盘、胎膜是否完整，产后 2 小时内密切观察子宫收缩及阴道出血情况，产褥期密切观察并促进子宫复旧。

4. 健康指导

（1）通过孕妇学校授课及产后健康教育，指导产妇及其家属进行子宫按摩，观察子宫复旧情况、恶露的变化及会阴护理的技巧。

（2）讲解产褥期的康复技巧，强调营养、休息和运动的重要性。

（3）向产妇及其家属强调出院后复查的时间、目的、意义，强调按时产后复查的重要性。出院后仍应注意继续观察产后出血的症状，发现异常情况及时返院就诊。

5. 护理评价

产妇出血状况得到及时控制，未出现感染、休克，婴儿得到照顾。

（三）产褥期抑郁症的护理

1. 护理诊断

（1）个人 / 家庭应对无效。与产妇抑郁造成角色冲突有关。

（2）父母不称职。与产妇的抑郁行为有关。

（3）有自伤的危险。与产后严重的悲观情绪、自责、负罪感有关。

（4）睡眠规律紊乱。与焦虑、恐惧等情绪有关。

2. 护理目标

（1）产妇的生理、心理舒适感增加。

（2）产妇和婴儿健康安全，产妇能照顾自己和婴儿。

（3）产妇的情绪稳定，能配合护理人员与家人采取有效应对措施。

3. 护理措施

（1）在妊娠、分娩及产褥期关注孕产妇的精神、心理状态，及时发现问题，加以干预。指导产妇认识产褥期的生理变化及其影响，调节情绪。

（2）协助产妇照顾新生儿，指导母乳喂养，保证产妇有充足的休息时间。帮助产妇掌握母乳喂养、照顾新生儿及产后自我护理的技巧，使其树立信心，尽快适应母亲角色。

（3）调动家庭及社会资源，为产妇提供支持。向产妇介绍社区卫生服务的资源，鼓励其在遇到困难时积极寻求帮助。鼓励产妇的丈夫学习、参与新生儿的照顾，减轻产妇负担。

（4）药物治疗的护理。督促产妇按时服药，监测药物不良反应，严重时及时处理。

4. 健康指导

产褥期抑郁症的发生，受社会因素、心理因素及妊娠因素影响。产前利用孕妇学校等多种渠道普及有关妊娠、分娩的常识，减轻孕妇对妊娠、分娩的紧张、恐惧心理，完善自我保健。开展心理教育、放松训练、社会支持干预疗法等预防产褥期抑郁症发生。分娩过程中，运用导乐分娩，助产士注意倾听产妇的主诉，提供全程连续护理。产后向产妇及其家属介绍抑郁知识，社区护士提供家庭访视，帮助解决产后恢复和婴儿喂养中遇到的问题。

5. 护理评价

产妇情绪稳定，掌握照顾新生儿的技巧，树立信心，适应母亲角色。

二、羊水栓塞的护理

羊水栓塞是指分娩过程中，羊水突然进入母体血液循环，引起急性肺栓塞、过敏性休克、弥散性血管内凝血、肾衰竭或猝死等一系列严重症状的综合征。羊水栓塞是严重的分娩期并发症，死亡率高达80%，为孕产妇死亡的主要原因之一。造成羊水进入母血的诱因有胎膜早破、子宫收缩过强、急产、宫颈裂伤、手术产等。

羊水进入母血有以下两个途径。一是经宫颈内静脉。子宫收缩时羊膜腔压力与子宫体肌层内压力相似，肌层内静脉受压，羊水不易进入；而子宫颈部因无收缩力，静脉不受压，尤其子宫收缩时，使子宫内压力增高，羊水由裂伤的宫颈内静脉进入母体血液循环，故本症多发生于子宫收缩过强、破膜或破膜后不久。二是经胎盘附着部位的血窦。如胎盘早剥、前置胎盘、胎盘边缘血窦破裂、子宫破裂或剖宫产时，在子宫收缩间隙或子宫收缩早期，均有利于羊水通过开放的子宫血管进入母体血液循环。

（一）护理诊断

（1）气体交换受损。与肺血管阻力增加（肺动脉高压）、肺水肿有关。

（2）组织灌注量改变。与失血和DIC有关。

（3）恐惧。与病情危重及濒死感有关。

（二）护理措施

1. 预期目标

（1）经及时处理，产妇的胸闷、气促症状有所改善。

（2）产妇能维持体液平衡及最基本的生理功能。

（3）产妇恐惧的感觉减轻，在心理和生理上的舒适感有所增加。

2. 护理措施

（1）严密监测产程进展和产妇生命体征。发现产妇异常，有呼吸困难、发绀等症状，及时通知医生处理。

（2）抬高产妇头肩部，正压给氧，迅速建立并保持输液通道。遵医嘱给予解痉、抗过敏药物，及早使用大剂量肾上腺皮质激素，维持呼吸功能及氧合作用。

（3）及时补充血容量，增加有效循环血量，遵医嘱给予低分子右旋糖酐及新鲜血。

（4）观察尿量，防止肾衰竭。

（5）积极配合处理，做好手术准备。

（6）提供心理支持。鼓励和支持产妇，使其有信心，对产妇家属的心情应表示同情和理解，耐心回答他们的询问。

（三）健康教育

待产妇病情稳定后，针对其具体情况提供出院指导，鼓励产妇家属参与制订出院后的康复计划。

（四）护理评价

产妇能及时有效地维持呼吸和循环功能，24 小时内呼吸困难症状得以缓解，血压、尿量基本正常，产妇出院时无并发症。

三、妊娠合并糖尿病的护理

（一）护理目标

（1）护理对象妊娠、分娩经过顺利，母婴健康。

（2）孕妇能列举有效的血糖控制方法，保持良好的自我照顾能力。

（3）出院时，产妇不存在感染的征象

（二）护理措施

1. 一般护理

糖尿病孕妇的饮食控制是治疗护理的关键，每天热量以 150kJ/kg（36kcal/kg）为宜，其中蛋白质 12% ～ 20%（1.5 ～ 2 g/kg），碳水化合物 40% ～ 50%，脂肪 30% ～ 35%，并补充维生素、铁、钙，但要限制含糖多的薯类、水果。多吃蔬菜和豆制品，使血糖维持在 6.11 ～ 7.77 mmol/L 水平，以孕妇无饥饿感为理想。在分娩期应尽量鼓励进食，保证热量供应，预防低血糖。在产后轻型糖尿病的产妇，应根据以上原则多加汤类食品，以促进催乳。适当的运动可降低血糖，提高对胰岛素的敏感性，保持体重不至过重，有利于控制血糖和正常分娩，运动方式可选择极轻度运动（如散步）和轻度运动（中速步行），每天至少 1 次，每次 20 ～ 40 分钟。产后可做产后保健操。因糖尿病致白细胞多种功能缺陷、抵抗力下降，应注意预防感染，生活环境要清洁、舒适，空气清新，温度适宜，衣着适时调节，预防感冒和上呼吸道感染，注意口腔卫生，尤其产后要加强卫生宣教，改变传统的不能刷牙的习惯，预防口腔感染。糖尿病因尿糖的刺激，易引发外阴炎、阴道炎及泌尿系统感染，故应每天清洗外阴，保持清洁、干燥，以达到预防感染的目的。重型糖尿病产妇不宜哺乳，应给予回奶，在回奶过程中要做好乳房护理，预防乳腺炎。

2. 病情观察

在妊娠期定期进行产前检查，监护胎儿生长发育，通过 B 超检查及时发现畸形及巨大儿，教会孕妇自我监护，学会数胎动的方法，如发现胎动异常应及时到医院做胎心监护，了解胎盘功能，预防胎死宫内。对孕妇定期查尿糖、血糖以了解病情，分娩期要严密观察产程进展，因糖尿病可致宫缩乏力，导致产程延长，消耗更多的能量。应注意生命体征变化，如出现头晕、全身出冷汗、脉搏加速，提示可能发生低血糖或酮症酸中毒，应通知医师进行处理。产程延长可导致胎儿窘迫，要严密观察胎心，必要时连续进行电子监护，如出现胎心晚期减速，提示胎儿窘迫，应通知医师采取结束分娩的措施。宫缩乏力是产后出血的重要原因，胎儿娩出后应观察产后出血的情况。在产褥期要观察体温变化和恶露的量、颜色、气味、腹痛，以早发现产后感染。如采取剖宫产、会阴切开应观察刀口愈合情况，如出现充血、奇痒、分泌物增多，可能为真菌或其他细菌感染，应通知医师处理。

3. 对症护理

妊娠合并糖尿病的孕、产妇，重症者心情紧张，担心巨大儿发生难产，惧怕剖宫产，害怕产程进展不顺利及产后发生并发症等，针对这种心理状态，应耐心给产妇讲解糖尿病的有关知识和目前对本病的治疗水平，使孕妇对分娩充满信心，以愉快的心情接受分娩。糖尿病孕、产妇往往出现多吃、多尿症状，有时有饥饿感，要向产妇说明控制饮食的重要性，使其主动与医护人员配合，接受饮食疗法。如发生外阴炎、阴道炎，产妇外阴痛、痒，应保持外阴清洁，根据不同的菌种感染给予不同的药物治疗，外阴清洗后局部涂以药膏，可适当加止痒剂，垫以柔软的会阴垫，保护皮肤不受损伤。

4. 治疗护理

（1）糖尿病的治疗基础是饮食控制。

（2）药物治疗不选用磺脲类及双胍类降糖药，因其能通过胎盘引起胎儿畸形或导致胎儿低血糖死亡。常选用胰岛素治疗不通过胎盘，对胎儿无影响，在应用胰岛素的过程中，应遵医嘱给予准确计量，如出现面色苍白、出汗、心悸、颤抖、有饥饿感以致昏迷等，应立即通知医师，并查尿糖、血糖、尿酮体，以确定是否发生低血糖或酮症酸中毒。可立即口服葡萄糖水或静脉注射葡萄糖 40～60mL，如为酮症酸中毒则应遵医嘱给予胰岛素治疗，目前主张小剂量疗法，首次剂量为 0.2U/（kg·g）静脉滴注，至酸中毒纠正后改皮下注射。分娩后由于抗胰岛素激素迅速下降，故产后 24 小时内胰岛素用量应减少至原用量的一半，第 2 天以后约为原用量的 2/3。

（3）在分娩过程中要严格执行无菌技术并用广谱抗生素预防感染，胎儿前肩娩出后立即注射缩宫素，预防产后出血。

（4）妊娠 35 周即应住院严密监护，在结束分娩前应促进胎儿肺成熟，即每天静脉滴注地塞米松 10～20mg，连用 2 天，以减少新生儿呼吸困难综合征。新生儿出生后极易发生低血糖，故新生儿出生后 30 分钟开始服 25% 葡萄糖，一般 6 小时血糖恢复正常。若一般状态差，应按医嘱给 25% 葡萄糖液静脉滴注。

（5）有剖宫产指征者一般选择在 36～38 周终止妊娠，应做好术前准备。

（三）评价

（1）妊娠期糖尿病孕、产妇，产后应定期到医院检查尿糖、血糖，在内分泌科医师的指导下继续观察或治疗，以预防 5～10 年发展为糖尿病。

（2）妊娠合并糖尿病者分娩后，可在医师的指导下继续药物治疗，严格控制饮食，运用运动疗法，产褥期坚持产后保健操，产褥期后应加大运动量，以控制体重。

（3）学会自我检查尿糖的方法，以控制病情发展。要做好避孕，重型者不宜再次妊娠。

四、妊娠合并贫血的护理

妊娠合并贫血是妊娠期常见并发症之一。当红细胞计数 $< 3.5 \times 10^{12}/L$，或血红蛋白 $< 100g/L$，或血细胞比容在 0.30 以下时，可诊断为妊娠合并贫血。其中以缺铁性贫血最常见，其次是由于叶酸或维生素 B_{12} 缺乏引起的巨幼红细胞性贫血。

（一）护理问题

（1）知识缺乏。与缺乏妊娠合并贫血的保健知识及服用铁剂相关的知识有关。

（2）活动无耐力。与贫血引起的疲倦有关。

（3）有胎儿受伤的危险。与母体贫血，供应胎儿氧及营养物质不足有关。

（二）护理措施

1. 一般护理

（1）合理安排活动与休息，避免因头晕、乏力而发生摔倒等意外；加强孕期营养，补充高铁、高蛋白质、高维生素 C 的食物。

（2）住院期间加强口腔、外阴、尿道的卫生清洁；接生过程严格无菌操作，产后做好会阴护理，按医嘱给予抗生素预防感染。

2. 病情观察

观察治疗后症状改善情况，注意体温变化及胎动、胎心变化，有异常及时报告处理。

3. 对症护理

（1）补充铁剂。硫酸亚铁 0.3g，每天 3 次，服维生素 C 300mg 或 10% 稀盐酸 0.5 ～ 2 mL 促进铁吸收，宜饭后服用。

（2）补充叶酸。巨幼红细胞性贫血者可每天口服叶酸 15mg，同服维生素 B_2 至贫血改善。

（3）输血。多数患者无须输血，若血红蛋白 ＜ 60g/L，需剖宫产及再生障碍性贫血患者可少量、多次输浓缩红细胞或新鲜全血，输液速度宜慢。

（4）产科处理。如果胎儿情况良好，宜选择经阴道分娩，分娩时应尽量减少出血，防止产程延长、产妇疲乏，必要时可行阴道助产以缩短第二产程。产后应用宫缩剂防止产后出血，并给予广谱抗生素预防感染。此外，贫血极严重或有其他并发症者不宜哺乳。

4. 心理护理

告知孕妇贫血是可以改善的，积极治疗可防止胎儿损伤，减少思想顾虑，缓解不安情绪。

（三）健康指导

（1）孕前应积极治疗失血性疾病，如月经过多、寄生虫病等。

（2）注意孕期营养，多吃木耳、紫菜、动物肝脏、豆制品等含铁丰富的食物，12 周起应适当补充铁剂，服铁剂时禁忌饮浓茶；抗酸药物影响铁剂效果，应避免服用。

（3）定期产检，发现贫血及时纠正。妊娠合并症是妊娠期常见的疾病，妊娠与这些内、外科疾病相互影响，严重者甚至引起孕产妇和新生儿死亡，所以在妊娠期要加强相关疾病的筛查及诊断，及时治疗，必要时终止妊娠；而分娩期则要根据产妇的病情严重程度选择适宜的分娩方式，加强产程的监护，减少产时及产后出血，预防产褥感染。新生儿应及早检查，及时治疗。

五、胎儿窘迫的护理

胎儿窘迫指胎儿在子宫内因急性或慢性缺氧危及其健康和生命的综合症状。胎儿窘迫可以分为急性胎儿窘迫和慢性胎儿窘迫两种。急性胎儿窘迫常见原因如下。①子宫收缩过频、过强：宫内压长时间超过母血进入绒毛间隙的平均动脉压，引起绒毛间隙血流减少，造成胎儿缺氧。②脐带因素：脐带过短、绕颈、缠身，在胎先露下降过程中牵拉使脐血管受压，影响血供。③胎盘早期剥离、前置胎盘：出血过多，影响胎儿血供，使胎儿获氧减少。④孕妇有严重的血液循环障碍：孕妇并发某些疾病，如心肺疾病、贫血、酸中毒及妊娠期高血压引起胎盘血管栓塞等，各种原因导致休克，使得母血氧饱和度低，胎儿供氧不足。

慢性胎儿窘迫常见原因：①母体血液含氧量不足：如孕妇患有心肺疾病、重度贫血，自身血液红细胞携氧不足，通过胎盘循环供给胎儿的氧分也会不充足。②胎盘功能不全：常见于血管病变，如妊娠期高血压、慢性肾炎、糖尿病等，使得绒毛间隙血流减少，胎儿处于慢性缺氧状态。③胎儿有严重的心血管、呼吸系统疾病：致使胎儿运输及利用氧的能力下降。

（一）护理诊断

（1）焦虑。与预感胎儿健康受到威胁有关。

（2）预感性悲哀。与胎儿可能夭折有关。

（3）气体交换受损。与胎盘子宫的血流改变、血流中断（脐带受压）或血流减慢有关。

（二）护理目标

（1）孕产妇焦虑有所减轻，生理和心理舒适感增加。

（2）如果胎儿不能存活，产妇能接受现实。

（3）分娩顺利，新生儿得到救治，生命体征在正常范围。

（三）护理措施

1. 急性胎儿窘迫

应立即协助医生采取果断措施，改善胎儿缺氧状态。

（1）指导孕产妇取左侧卧位，以改善胎盘血流灌注。高流量给氧提高母血氧饱和度含量，提高胎儿血氧浓度。

（2）严密监测胎心变化，如连续出现晚减速，胎粪样羊水，宫颈开全，尽快阴道助产，做好抢救新生儿准备。

（3）如发现胎儿窘迫，在短期内不能自然分娩，应立即抑制子宫收缩，改善胎盘血液循环，尽早行剖宫产以结束分娩。

2. 慢性胎儿窘迫

对于慢性缺氧疾病造成宫内生长迟缓的胎儿，对子宫收缩时缺氧耐受性差，在产程中应严密监测胎心，尽早选择安全分娩方式，减少新生儿窒息的发生。

（四）健康教育

教会孕妇自数胎动，发现异常及时就诊，定期产前检查。

第四章 儿科疾病的护理

儿童由于免疫力相对低下，易患感染性疾病，同时，儿科疾病谱广，涉及各个系统。本章主要论述了小儿血液科疾病、小儿消化科疾病、小儿呼吸科疾病、小儿循环科疾病、小儿神经科疾病等儿科疾病的护理，重点突出了护理要点及包括心理护理在内的健康教育。

第一节 小儿血液科疾病的护理

儿童血液病常见的类型有：急性淋巴细胞性白血病、再生障碍性贫血、缺铁性贫血、淋巴瘤等。本节主要以营养性巨幼细胞贫血、遗传性球形红细胞增多症、再生障碍性贫血、急性白血病的护理为例对小儿血液科疾病的护理加以介绍。

一、营养性巨幼细胞贫血

营养性巨幼细胞贫血又称营养性大细胞性贫血，以外周血中红细胞体积变大，数目明显减少以及骨髓中粒红系统巨幼变为特点，主要因缺乏维生素 B_2 及叶酸所致的一种大细胞性贫血。发病年龄：以 6～12 个月多见，2 岁以上极少。

（一）护理诊断

（1）营养失调，低于机体需要量。与患儿恶心、呕吐、厌食、腹泻等引起食欲下降有关。

（2）口腔黏膜改变。与感染有关。

（3）躯体移动障碍。与疾病因素引起神经精神状况有关。

（4）有感染的危险。与长期贫血、机体抵抗力下降有关。

（二）护理目标

（1）患儿活动耐力逐渐增强。

（2）患儿生长发育各项指标逐渐恢复正常。

（3）患儿食欲转佳，精神好转，辅助检查恢复正常。

（4）家长及年长患儿能说出本病的病因、护理、预防知识。

（三）护理措施

1. 常规护理

（1）加强饮食管理，改善营养。提倡母乳喂养，及时添加辅食。由于瘦肉、动物内脏、海产品、蛋黄、新鲜绿叶蔬菜、谷类等食物含维生素 B_2 和叶酸多，应指导家长按时添加。贫血患儿多有厌食，应鼓励患儿进食，同时注意色、香、味的搭配，必须耐心喂养，对震颤严重不能吞咽的患儿可采用鼻饲。

（2）用药观察及护理。①肌内注射维生素 B_2 及口服叶酸，两者联用数周至临床症状改善，血象恢复正常为止。神经系统症状明显的患儿，以维生素 B_2 治疗为主，但神经系统症状恢复较慢，少数患儿数月才能恢复。②用维生素 B_2 治疗 2～4 日精神好转，红细胞血红蛋白于 4～7 周恢复正常。

（3）防止受伤。①震颤严重的患儿可使用镇静剂，影响呼吸者应吸氧。需专人陪护，床旁设护栏，防止摔伤、碰伤。②保护舌和口唇不被咬伤，震颤时需使用牙垫。

（4）加强口腔护理。指导患儿多饮水，进食后需漱口，可用生理盐水加上庆大霉素漱口。口腔炎严重时应按口腔炎护理，口腔溃疡涂以各种散剂（有清热解毒、消炎、止痛、生肌等作用），禁食辛、辣、冷、油炸食物，预防感染。

（5）控制感染。减少探视，保持环境清洁、整齐、空气新鲜。避免与感染的患儿接触。遵医嘱给予抗生素治疗。

2. 病情观察

（1）观察患儿的营养状况是否改善，精神是否好转。

（2）观察口腔炎是否痊愈。

（3）观察患儿躯体表现是否正常，活动能力是否提高。

（4）观察感染是否得到控制。

（四）健康教育

（1）向家长讲解补充营养的重要性及合理喂养的知识。

（2）讲解疾病的病因及药物使用疗效的观察。

（3）定期体检。

二、遗传性球形红细胞增多症

遗传性球形红细胞增多症是因红细胞膜的先天性缺陷导致膜表面积减少、红细胞变为球形而引起的常染色体显性遗传的溶血性贫血。本病病程呈慢性经过并常伴有急性发作，男女均可发病，多在 1 岁内发病，并发胆石症的最小年龄为 4～5 岁。患儿基因几乎全为杂合子，纯合子极为罕见。本病常有明显的家族史，但也有 10%～20% 患者为散发性病例，在其家族中并无此病，这与基因自然突变有关。

（一）主要护理问题

（1）潜在并发症。胆红素脑病、溶血危象。

（2）有感染的危险。与劳累受凉所致机体抵抗力下降有关。

（3）营养失调，低于机体需要量。与溶血的过程中消耗大量的叶酸有关。

（4）自理能力低下。与溶血所致患儿营养不足、体质虚弱有关。

（二）护理措施

1. 常规护理

（1）遵医嘱输血。在输血的过程中严格遵守无菌操作规程，认真执行"三查七对"制度。密切观察输血的不良反应。根据病情适当调节输血速度。

（2）手术治疗。脾切除是唯一有效的方法，手术年龄应该在 5 岁以上 10 岁以下为宜，控制感染是其中关键的一个环节。①遵医嘱给予抗生素治疗。②接触患儿前要洗手、戴口罩，严格遵守无菌操作原则。③做好皮肤及口腔护理。

（3）病室每日定时通风 2 次，每次 15～30 分钟。每日用紫外线照射 70 分钟进行空气消毒。

（4）溶血的过程中会消耗大量的叶酸，应补充叶酸，指导家长给患儿加强营养，多吃瘦肉、猪肝、蛋黄、新鲜蔬菜、水果等。少食多餐，保证充足热量摄取。

（5）给患儿提供一个安全、安静、舒适的环境。患儿应卧床休息，待病情稳定后，与患儿共同制订日常的活动计划，做到有计划逐步增加活动量。

2. 病情观察

（1）密切观察患儿生命体征，特别是观察贫血和黄疸的情况。新生儿出现高胆红素血症和严重贫血甚至并发胆红素脑病，应该及时通知医生进行抢救。

（2）密切观察疾病的发展。婴幼儿时期发病的患儿，随着年龄的增长会出现贫血逐渐加重，伴有黄疸和脾大，要注意观察有无溶血危象的症状，一旦发生如不及时抢救会危及患儿生命。

（三）健康教育

（1）向患儿及其家长讲解疾病的病因及预后。

（2）讲解加强营养，注意休息的重要性。

（3）指导患儿根据身体状况，适量活动。

三、再生障碍性贫血

再生障碍性贫血（再障）是一组由物理、化学、生物等多种原因引起的骨髓造血功能衰竭所导致的一种全血细胞减少综合征。获得性再生障碍性贫血根据起病的缓急和病情严重程度，可分为急性型、慢性型和重型再生障碍性贫血。本病以青少年居多，男性高于女性，男女之比为 19.2：1。

（一）主要护理问题

（1）潜在的并发症。出血与血小板质和量异常、凝血功能障碍、血管壁异常有关。

（2）有感染的危险。与长期应用皮质激素及免疫抑制剂、抵抗力下降有关。

（3）自我形象的改变。与长期应用皮质激素有关。

（二）护理措施

1. 常规护理

（1）预防及控制出血。①将患儿置于单人房间，保持病室环境安静、整洁、舒适，让患儿得到充分休息，减少活动，避免情绪波动。②忌食辛辣、刺激性、过敏性以及粗、硬食物，保护口腔黏膜，用软刷或棉球刷牙，不用牙签剔牙，避免牙龈受损，引起出血。③勿用手指挖外耳道、鼻孔，以免皮肤黏膜受损出血。④避免损伤性的操作及检查，尽量口服用药，减少肌内注射；进行各项穿刺后延长压迫时间（5～10分钟）；避免损伤性检查如胃镜、肠镜、测肛温、灌肠、导尿等，以免刺破黏膜。⑤发生大出血时，应迅速准备好抢救物品及器械，尽快找到出血部位进行压迫止血，并通知医生及时进行抢救。

（2）控制感染。①因患儿长期应用皮质激素、免疫抑制剂，抵抗力差易发生感染。每4～6小时测量体温1次，及时发现感染征象，如出现低热、咽痛、咳嗽等，立即报告医生。②保持病室的空气清新，每日上午、下午各通风换气1次，每次15～30分钟，用紫外线照射病室作空气消毒，每次照射70分钟。限制探视，防止交叉感染。③白细胞计数低于$1.0×10^9$/L时需进行保护性隔离或进层流室。④加强口腔护理，餐前及晚上就寝前用0.1%呋喃西林或生理盐水交替漱口。加强皮肤护理，做到勤擦浴，勤换衣，注意保暖，有条件最好每日沐浴1次。加强外阴及肛周护理，每日用温水清洗2次，特别是大便后要洗净肛周，用1∶5000高锰酸钾浴液坐浴，以预防感染。⑤感染所致发热（39℃）时采用物理降温，如头部及大血管的体表部位敷冰袋、冰水灌肠、温水擦浴等，禁用酒精擦浴，或遵医嘱给予药物降温。注意观察降温效果。鼓励患儿多饮水，一方面以补充机体所需，另一方面稀释体内毒素，以利排出。

（3）心理护理。主动和患儿沟通，使患儿维持正向的自我概念。长期服用激素会造成患儿身体外形的改变，如满月脸、水牛背、毛发增多、体重增加，使患儿难以面对父母及周围小朋友，自感悲伤，责任护士应主动在治疗前先解释药物的不良反应，利用时间和患儿讲故事、听音乐、做游戏，主动关心体贴患儿，使患儿对护士产生信任感，配合治疗。由于病程长，反复发病，患儿易产生焦急情绪，应适当鼓励患儿，以增强其战胜疾病的信心。

（4）活动无耐力的护理。①加强营养，给予高蛋白、富含维生素、高碳水化合物、易消化的食物，如牛奶、鸡蛋、瘦肉、大豆制品、新鲜蔬菜、水果等，避免食用过热食物。

②给患儿提供安静、舒适的环境，卧床休息。③了解患儿活动后机体的耐受状态，必要时吸氧以增加组织器官的供氧量。④贫血严重者输注全血、新鲜血小板、浓缩红细胞，严密观察有无输血反应的发生。

2. 病情观察

密切观察病情变化，注意观察出血部位、量及范围，如皮肤、黏膜不良反应，常见有鼻出血、牙龈出血，女患儿月经量、周期、性质、持续时间改变等，特别要警惕颅内出血的发生。

（三）健康教育

（1）讲解药物的应用及不良反应的观察。

（2）指导出血、感染的防治措施。

（3）注意休息，避免劳累，根据天气适当增减衣物，以免受凉。

（4）加强营养，促进身体恢复。

（5）定期复查（1～2周）血常规，发现病情变化，随时就诊。

四、急性白血病

白血病是造血系统的原发性恶性肿瘤，本病是小儿时期最常见的恶性肿瘤。其特征是造血组织中某一系的细胞失去正常控制在骨髓中恶性增生，并浸润至其他组织与器官，从而产生一系列临床症状。儿童白血病 90% 以上为急性，以淋巴细胞白血病最为多见。

（一）护理诊断

（1）有受伤的危险。出血，与血小板减少、白血病细胞浸润有关。

（2）活动无耐力。与贫血致组织缺氧有关。

（3）有感染的危险。与免疫功能下降有关。

（4）潜在并发症。抗肿瘤治疗的不良反应。

（5）营养失调。低于机体需要量。与疾病及化疗食欲下降、营养消耗过多有关。

（6）个人应对无效。与所患疾病有关。

（二）护理目标

（1）患儿保持最佳活动水平。

（2）减少感染危险，无发热、无感染病灶。

（3）病情稳定无出血，能按计划进行化疗。

（4）患儿保持体重，皮肤弹性正常。

（5）患儿以通过与医务人员、家长及书信交流方式保持良好情绪。

（三）护理措施

（1）病室清洁，阳光充足，空气新鲜。每日用 0.1% 有效氯洗消液擦拭门窗、桌椅、床、床头柜一次，地面以消毒液拖擦。每周用消毒液擦墙壁一次，每月彻底清扫病室卫生一次。每日定时开窗通风，每周用紫外线消毒空气一次，使室内空气中细菌总数每立方米不超过 500 个。病床间隔距离符合要求，严防交叉感染。

（2）轻度贫血患儿可以下床活动，重度贫血患儿应绝对卧床休息，给予一级护理。

（3）给予高热量、高蛋白、易消化食物，以补充患者的营养和水分。化疗期间给予清淡可口的食物。

（4）凡高热患儿使用降温药后，协助其多饮水，出汗多时用干毛巾擦干全身，及时更衣，勿用温水擦浴，以免受凉引起感冒。为患儿行酒精擦浴（婴幼儿不宜）时，应注意保暖，防止受凉。如有并发出血者禁用酒精擦浴。

（5）做好口腔护理，化疗期间嘱患儿勤饮水以减少口腔内细菌积存和感染的机会。用 0.1% 新霉素或 0.1% 红霉素溶液漱口，每日 3 次，有霉菌感染时，用 4% 碳酸氢钠溶液漱口，1% 甲紫或制霉菌素甘油涂溃疡面。

（6）注意皮肤清洁、干燥，避免皮肤擦伤，以防感染，内衣经常更换，出汗多的患者每日应用温水擦澡一次。女患儿注意外阴清洁，以防泌尿系感染。

（7）各种操作应轻柔，严格无菌，以防外源性感染与出血。

（8）做好精神护理。白血病患儿多有恐惧和焦虑情绪，必须体贴关心患儿，给予鼓励和安慰，使患儿树立与疾病做斗争的信心和决心，能够安心养病。

（9）急性白血病应严密观察患儿的生命体征，对发热患儿应观察热型及伴随的症状和体征，注意有无恶心、呕吐、毒血症症状。仔细检查患儿口腔、鼻腔、咽喉、肛门、皮肤等部位有无局部感染灶。高热时可给予物理降温。将冰袋置于头、颈、腋窝、腹股沟等处，不要用酒精擦浴，以免引起皮下广泛出血。此外应经常检查患儿皮下、齿龈、口腔黏膜等部位有无出血，关心患儿大便和尿的情况。女患儿经期要注意月经量。如患儿出现头痛、烦躁、呕吐、视物模糊等症状，应考虑颅内出血可能，应及时报告医生，以便及早处理。

对于皮肤黏膜出血时，嘱患儿身体勿受挤压或碰撞，以防加重皮下出血或发生血肿。少量鼻衄时，可用 1% 麻黄碱或 0.1% 肾上腺素棉球填塞鼻腔，局部给予冷敷；出血严重时可用凡士林纱布条填塞或单囊双腔管压迫止血。

（10）在给患儿抽血检查时，要注意患儿凝血情况，如发现迅速凝血，或全身皮肤黏膜尤其是注射部位出血、渗血，提示可能并发播散性血管内凝血，应及时报告医生并协助处理。

（11）应注意观察患儿瞳孔及意识改变，如出现颅神经麻痹、截瘫或颈项强直，应考虑白血病细胞浸润至脑膜或中枢神经系统，应及时通知医生，并使患儿安静卧床，密切监护。

（12）患儿常有不同程度的贫血，并随病情进展而加重。需密切注意观察，如有严重贫血，可给予新鲜血液或输注红细胞悬液。输血时应控制输血的量及速度，防止发生输血反应。

（13）按医嘱准确及时给化疗药物，如患儿骨髓抑制及消化道反应重时，应及时通知医生处理。联合应用广谱抗生素时，注意有否二重感染，若发现口腔出现鹅口疮样变，立即涂片镜检，并通知主管医生。按医嘱备血、输血，协助医生行骨髓穿刺及椎管内用药等治疗。由于化疗而致的粒细胞缺乏患者，应加强隔离措施，以预防感染。长期应用马利兰或靛玉红等药物治疗时，应观察其疗效，如缩脾速度及血象改变，观察药物的不良反应。急性变患者处理同急性白血病。

（四）健康教育

（1）针对处于疾病不同时期的患者，直接或间接使患儿对诊断、治疗计划和预后有所了解，教育患者正确对待疾病，接受各项治疗与护理。

（2）解释可能发生的并发症，使患儿充分了解并积极配合预防及治疗。

（3）介绍治疗白血病的信息和治疗后长期缓解的病例，以建立治疗信心。

（4）宣教良好生活、卫生、饮食习惯，指导预防感染、出血的方法，做好自我保护。

（5）教育患儿及其家属必须按照治疗计划坚持治疗，定期随访。

第二节　小儿消化科疾病的护理

一、小儿呕吐的护理

呕吐是小儿时期常见的疾病之一，如得不到及时准确的治疗会影响小儿营养物质的摄入，严重者可引起脱水和电解质紊乱。

（一）护理诊断

（1）液体量不足：与呕吐造成水分丢失过多和摄入量不足有关。

（2）潜在并发症：窒息，呕吐物误吸入气管。

（3）潜在并发症：频繁呕吐所致电解质紊乱。

（4）营养失调：低于机体需要量。

（5）知识缺乏：与患儿家长缺乏与呕吐相关的护理知识有关。

（二）护理目标

（1）患儿出入量平衡，体重增加或降低很少，皮肤弹性好。

（2）保持患儿呼吸道通畅，保证体位（头偏向一侧），避免误吸。

（3）患儿的血清、电解质、血红蛋白等在正常范围内；尿量、色在正常范围内。

（4）患儿营养不良的临床表现得到改善，在一定时间内，患儿体重增加。

（5）患儿家属能够描述所患疾病治疗、护理方面的知识。

（三）护理措施

（1）评估患儿呕吐程度、呕吐次数、呕吐量、呕吐物的内容、呕吐的特点与进食关系。观察患儿的精神、皮肤弹性、眼眶有无凹陷、末梢循环等临床表现来评估，同时动态观察补充液体后患儿情况的改善。准确记录24小时的出入量，可作为补液依据。

（2）对呕吐病儿最好取右侧卧位，以免呕吐物被吸入引起窒息，或导致吸入性肺炎。

（3）监测电解质密切观察患儿的生命体征，及时纠正电解质紊乱及酸碱失衡。

（4）保证液体入量。①按照病情需要调整静脉输液速度，呕吐停止后，适当给予口服补液盐。②观察脱水好转情况：记录液体出入量，每日测体重一次，每日测尿比重。③改善营养：做好饮食管理，禁食时间不宜过长，禁食一般6~8小时，禁食期间少量多次喂以口服补液盐，在6~8小时内喂完。禁食后患儿最好喂母乳，无母乳者用稀释牛乳，在3~4天内恢复正常奶量。幼儿及儿童进食后逐渐喂以流食，如牛乳（必要时稀释）、果汁、藕粉等，再逐渐增加适量的半流食，如鸡蛋羹、稀饭、面条，直至烤馒头片等，3~4天后逐渐恢复平日饮食。

（5）指导家长相关知识，按时添加辅食，避免饮食结构突然改变；注意饮食卫生，培养良好的生活习惯；避免服用对胃肠道有刺激的药物和饮料，如因其他疾病需服用有刺激的药物时，必须严格遵照医嘱，按规定服药。

（6）其他护理。注意口腔护理，禁食患儿每日做口腔护理2次，保持口腔清洁及湿润，避免干裂、破溃。

二、消化性溃疡病患儿的护理

小儿消化性溃疡病是一种较常见的上消化道疾病。病因尚未完全阐明，一般认为是多种因素引起的组织损伤。病因如下。①胃酸、胃蛋白酶分泌增多，小儿胃酸、胃蛋白酶原及促胃液素的分泌达到或高于成人水平，这是小儿消化性溃疡病发病的重要内在因素；②精神因素，学习紧张、考试或突发的精神刺激等。③遗传因素，儿童患者有家族史者占25%~60%。④幽门螺杆菌（Hp）感染，Hp的感染途径至今不明，比较多的研究证明。

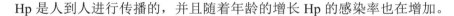

Hp 是人到人进行传播的，并且随着年龄的增长 Hp 的感染率也在增加。

（一）护理问题

（1）疼痛。与胃部炎症有关。

（2）营养失调。低于机体需要量。

（3）潜在并发症。上消化道大出血。

（4）焦虑。与疾病的威胁和陌生的环境有关。

（5）知识缺乏。与患儿家长缺乏溃疡相关护理知识有关。

（二）护理目标

（1）患儿主诉疼痛感减轻或消失，患儿哭闹减轻。

（2）患儿营养不良的临床表现得到改善，在一定时间内，患儿体重增加。

（3）及早发现患儿意识改变并得到及时有效的处理；停止出血；恢复足够的血容量，血红蛋白、血细胞比容均在正常范围。

（4）患儿尽快适应环境，并可与周围患儿进行主动沟通或主诉恐惧感减轻或消失。

（5）患儿家属能够描述所患疾病治疗、护理方面的知识。

（三）护理措施

1. 观察病儿病情变化

年长儿腹痛发生率高，十二指肠溃疡患儿多为上腹中线有局限性压痛，饭前或夜间发作，进食后缓解。胃溃疡则在中上腹或偏左有压痛，往往在进食后痛。观察腹痛情况可以为诊断提供材料。

2. 掌握正确饮食知识

（1）改善饮食。以软食或易消化食物为主，少量多餐，忌刺激性食物。急性期饮用豆浆、牛奶、米汤等，缓解期可食用面条、馒头、粥类等。

（2）饥饱适宜，勿暴饮暴食。饥饿时胃酸、蛋白酶相对过多，过饱则胃壁过度扩张及食物停留时间过长，都会使胃损伤。

（3）睡前不要进食，不仅造成睡眠不实，还可导致肥胖，甚至夜间刺激胃酸分泌过高而诱发溃疡。

（4）避免服用对胃有刺激的药物和饮料。如因其他疾病需服用对胃有刺激的药物时，必须严格遵照医嘱，按规定服药。

3. 病儿发生胃、十二指肠溃疡大出血

表现为突然发生呕血或排柏油样大便，并出现出汗、皮肤湿冷、脉搏微弱、血压下降、呼吸急促以及焦虑、恐惧等失血性休克表现时，提示出血量增多，应积极抢救，输液扩充血容量，同时需要禁食。

4. 帮助病儿解除思想负担

生活起居要有规律性，保证充足的睡眠和休息，不能让孩子过于疲劳。当考试过于紧张时应消除忧虑与紧张不安的情绪，使孩子在一个心情舒畅的良好环境中学习生活，这也是治疗和预防溃疡病不可忽视的重要方面。

5. 辅导家长培养患儿良好的饮食卫生习惯

家庭中有明确的幽门螺杆菌感染者，应实行分餐制。

三、急性坏死性肠炎

急性坏死性肠炎发病急骤，主要病变为小肠急性出血性坏死性炎症。本病全年均可发生，以春夏季多见，各年龄小儿均可患病，以 3～9 岁儿童发病率最高。

（一）护理诊断

（1）疼痛。与肠壁组织坏死有关。

（2）腹泻。与肠道炎症有关。

（3）体液不足。与液体丢失过多及补充不足有关。

（4）潜在并发症。中毒性休克、腹膜炎。

（二）护理目标

（1）患儿腹痛减轻。

（2）腹泻停止。

（3）尿量、血压正常，面色红润及四肢温暖。

（4）无并发症发生。

（三）护理措施

（1）卧床休息，直至病情好转。

（2）疑诊本病即应禁食，确诊后继续禁食，直到大便潜血阴性、腹胀消失和腹痛减轻后试行进食。从流质、半流质、少渣饮食，逐渐恢复正常饮食，若病情转重，应再予禁食。

（3）做好清洁卫生，注意便后洗净臀部，及时更换污染的衣物、床单，护理患儿前后注意洗手，做好污物处理。

（4）详细准确记录 24 小时出入量，除急性期快速输液外，平时补充热量和水分的输液速度应避免过快或过慢。

（5）行胃肠减压者，要注意保持引流管通畅，注意引流物的性质和数量。观察呕吐及大小便情况，保持呼吸道通畅。

（6）做好心理护理，消除患儿的紧张、恐惧心情。

（7）加强恢复期的护理，防止病情复发。

（8）病情观察与护理。观察腹痛部位及性质，有无腹胀、腹部肌肉紧张等肠穿孔、腹膜炎的表现；注意呕吐次数、量及呕吐物的颜色、气味、黏稠度；观察大便的性质、有无坏死脱落的肠黏膜；是否有脱水、低钠、低钾及酸中毒的表现；观察体温、呼吸、脉搏、血压及神志状态，有无烦躁、抽搐、昏迷、面色发灰、血压下降等，发现异常立即通知医生。

（四）健康教育

由于本病多发生在农村，以夏、秋季为多，故容易误诊误治，死亡率很高。因此，应加强高发区的防病教育和防治措施，早诊早治，有腹痛、腹泻、恶心、呕吐、便血、发热者应及早就诊就治，提高早诊率与治愈率。

第三节 小儿呼吸科疾病的护理

呼吸系统疾病是儿科常见疾病，引起呼吸系统疾病的最常见原因是各种病原体感染，其次是变态反应等。急性呼吸道感染占儿科患患者数比例最高，其中肺炎是 5 岁以下住院患儿死亡的首要原因。因此，积极做好呼吸系统疾病的防治及护理工作，降低呼吸道感染的发病率和死亡率，既是儿科护理工作者的一项重要任务，也是儿科护理学的一项重要内容。

一、急性上呼吸道感染

急性上呼吸道感染（AURI）主要是由病毒引起的上呼吸道（主要是鼻、咽、喉）的急性炎症，主要临床表现有全身症状（如发热、乏力、头痛等）和鼻咽部症状（如鼻塞、流涕、打喷嚏等）。婴幼儿全身症状重，可引起高热惊厥、支气管炎、肺炎等并发症，年长儿以局部症状为主。主要护理措施为对症护理，保持呼吸道通畅，降温，促进舒适度，防止并发症。

（一）护理措施

1. 一般护理

（1）环境与休息。室内空气要清新，定时通风，但要避免对流风；保持温度18 ～ 22℃，湿度50% ～ 60%；注意休息，减少活动，发热患儿应卧床休息；做好呼吸道隔离，上呼吸道感染患儿要与健康小儿或患其他疾病的患儿分室居住，防止交叉感染。

（2）饮食护理。给予营养丰富、高热量、高蛋白、高维生素、清淡、易消化饮食，少量多餐，多饮水，必要时静脉补充营养和水分。

2. 病情观察

密切观察体温、精神状态、意识状况，有高热惊厥史的患儿及时控制体温，警惕发生高热惊厥，备好急救药品和设备；观察口腔黏膜及皮疹情况，以便早期发现麻疹、猩红热、百日咳、流行性脑脊髓膜炎等急性传染病；观察有无出现咳嗽加剧、气促、呼吸困难等症状，警惕并发支气管炎或肺炎；观察有无心前区不适、心悸等心肌损害的表现。发现有关并发症的表现，要及时通知医生，并协助进行处理。

3. 对症护理

（1）保持呼吸道通畅。及时清除鼻痂及鼻腔、咽喉部分泌物，保持鼻孔周围清洁，可用凡士林、液体石蜡等涂抹鼻翼部的黏膜及鼻孔周围皮肤；鼻塞严重影响吸吮者，可在哺乳前 15 分钟用 0.5% 麻黄素滴鼻；不要用力擤鼻，以免炎症经咽鼓管向中耳发展，引起中耳炎。

（2）促进口腔和咽部舒适。婴幼儿可以多喂温开水，年长儿可用生理盐水或漱口液漱口，以保持口腔清洁。

（3）发热护理。监测体温变化，每 4 小时测量 1 次，超高热者或有高热惊厥史者需 1～2 小时测量 1 次。体温超过 38.5℃时给予物理降温，如头部冷湿敷，在颈部、腋下和腹股沟处放置冰袋，或用 25%～35% 酒精或温水擦浴。也可用 25% 安乃近溶液滴鼻或口服退热剂，退热处理 1 小时后复测体温，并准确记录。降温过程中如出现体温骤降、大汗淋漓、面色苍白、四肢湿冷等虚脱表现时，应予保暖、饮热水或静脉补液。出汗后及时更换汗湿衣服、床单，保持皮肤清洁。发热时注意衣被不可过厚，以免影响机体散热。

4. 用药护理

使用青霉素、头孢菌素类前需做皮试，阳性患儿禁止使用，注意观察有无发生过敏反应，观察疗效；使用退热剂后多饮水；使用镇静药物时注意观察不良反应。

（二）健康教育

（1）加强营养。指导家长合理喂养小儿，提倡母乳喂养，及时添加辅食。

（2）增强体质。指导患儿多进行户外活动，提高呼吸系统的抵抗力和环境的适应能力。多晒太阳，预防佝偻病。

（3）避免诱因。居室应保持空气新鲜，经常开窗通风，避免被动吸烟。气候骤变时及时增减衣服，避免过冷或过热。在急性上呼吸道感染病高发季节，尽量少带小儿到公共场所，以减少感染的机会。在集体儿童机构中，应及早隔离患儿，如有流行趋势，可用食醋熏蒸法将居室空气消毒。

（4）易感儿在呼吸系统疾病流行期间可给予板蓝根、金银花、连翘等中药预防，也可注射疫苗增强机体免疫力。

二、急性支气管炎

急性支气管炎是指支气管黏膜的急性炎症，可由病毒、细菌感染或混合感染引起，主要临床表现为咳嗽、咳痰，主要体征是双肺呼吸音粗糙、可听及散在不固定的干、湿啰音。主要治疗方法是抗感染和对症治疗。护理措施保持室内环境合适的温湿度，多喝水，指导有效咳嗽，多变换体位，促进痰液排出。

（一）护理措施

1. 一般护理

保持室内空气清新，定时通风，室内温度 18 ～ 22℃，湿度 50% ～ 60%。发热患儿需卧床休息，避免剧烈活动。要经常变换体位，易于呼吸道分泌物排出。多饮水，稀释痰液。给予营养丰富、易消化食物。

2. 病情观察

密切观察生命体征，如出现呼吸困难要及时吸氧；观察痰液颜色、性状、气味，并遵医嘱及时、正确地收集痰标本以进行痰培养。

3. 对症护理

（1）保持呼吸道通畅。指导并鼓励患儿有效咳嗽，咳嗽无力的患儿给予拍背，促进分泌物排出；痰液黏稠不易咳出者用超声雾化吸入。保持口腔清洁。

（2）高热护理。监测体温，体温超过 38.5℃给予物理降温或药物降温，防止发生高热惊厥。

4. 用药护理

遵医嘱使用止咳化痰药物，服用止咳糖浆后不要立刻喝水，便于药物更好发挥作用。使用抗生素时，注意观察药物疗效和不良反应。

（二）健康教育

加强营养，积极户外运动，增强体质，预防上呼吸道感染；气候骤变时，注意保暖，外出戴口罩，避免接触和吸入被污染空气。预防营养不良、佝偻病、贫血和各种传染病；及时预防接种，增强机体抵抗力；出现上呼吸道感染，要积极治疗，以免发展为支气管炎。

第四节 小儿循环科疾病的护理

一、先天性心脏病患儿的护理

先天性心脏病（CHD）简称先心病，是胎儿期心脏及大血管发育异常而致的先天性畸形，是小儿最常见的心脏病。先心病的发病率为活产婴儿的 6% ～ 10%，早产儿的发病率是成熟儿的 2 ～ 3 倍，死胎中的发生率为活产儿的 10 倍。

（一）护理评估

1. 健康史了解

母亲病史，2 ～ 3 个月内有无感染史，接触放射线和用药史；母亲是否患有代谢性疾病，家族中是否有先天性心脏病患者。了解发现患儿心脏病出现的时间，详细询问患儿有无青紫、青紫出现的时间及有无诱因；小儿生长发育的情况，有无喂养困难、声音嘶哑，反复呼吸道感染，活动后是否喜欢蹲距、有无阵发性呼吸困难或突然晕厥发作史。

2. 评估身体状况

评估患儿生长发育的各项指标，皮肤黏膜有无青紫及其程度，有无杆状指（趾），胸廓有无畸形，心前区是否有隆起，心前区是否有震颤。检查心率是否增快、心律是否整齐，心脏瓣膜各听诊区，心音性质和程度，特别注意肺动脉瓣区第二音是增强还是减弱，是否有分裂。检查患儿有无呼吸急促、鼻翼扇动，呼吸困难；检查肺部音，有无肝脏增大等心力衰竭的表现。了解 X 线、心电图、超声心动图、血液检查的结果和临床意义。

3. 心理社会状况评估

患儿是否因患先天性心脏病生长发育落后，不能正常活动，游戏、学习，而出现抑郁、焦虑、自卑、恐惧等心理。评估患儿及家长的心理状态及对疾病的病因、性质、护理知识的认知程度。了解家长是否因本病的检查和治疗比较复杂、风险较大、预后难以预测、费用高而出现焦虑和恐惧等。

4. 评估患儿生活自理能力程度。

（二）护理诊断

（1）心排血量减少与心肌收缩无力有关。

（2）活动无耐力与氧供失调有关。

（3）营养失调低于机体需要量，与喂养困难有关。

（4）生长发育改变与体循环血量减少或组织缺氧有关。

（5）有感染的危险与抵抗力低下有关。

（6）潜在并发症心力衰竭、感染性心内膜炎、脑血栓。

（三）护理目标

（1）保持充足的心输出量，组织灌注正常。

（2）患儿活动耐力增加，能进行日常活动。

（3）患儿获得充足的营养，满足生长发育的需要。

（4）患儿不发生感染。

（5）患儿不发生并发症或发生时能被及时发现，得到及时适当的处理。

（四）护理措施

1. 休息

休息是恢复心脏功能的重要条件。因休息可使组织耗氧量减少，心率减慢，心脏负荷变小，心收缩力增强，射血增多，临床表现有所缓解。

（1）先天性心脏病学龄前患儿，医疗、护理依从性差，易出现烦躁、哭闹，使病情加重，此时须遵医嘱给镇静剂，避免哭闹，减轻心脏负荷，避免病情恶化。

（2）先天性心脏病学龄儿童，能部分服从护理计划，自我控制能力差，活动量大，护理人员须对患儿进行耐心讲解疾病知识，认识到休息重要性，自觉地遵守作息时间。

（3）先天性心脏病青少年患儿，对疾病有部分了解，思想负担重，护理人员须做认真细致思想工作，使患儿树立战胜疾病的信心，积极配合医疗、护理。

（4）对心功能不全的重症患儿，如出现呼吸困难、心率加快、烦躁不安、肝大、水肿等症状，须立即报告医师，遵医嘱给予镇静剂，须绝对卧床休息、密切观察尿量、严格记录出入量。

2. 病室环境设置及要求

（1）室内温度适宜，20 ～ 22℃，湿度55% ～ 60%，空气新鲜，环境安静。

（2）根据患儿病情程度，室内应备有抢救设备，如急救车、吸痰器、吸氧设备、心电监护仪等。

（3）半坐位或坐位，使回心血量减少，减轻心脏负荷，保持床单平整、干净、舒适，利于身心放松。

3. 注意观察病情，防止并发症发生

观察患儿情绪、精神、面色、呼吸、脉率、脉律、血压等。患儿突然烦躁，哭闹，呼吸加快，拒奶，听诊或数脉发现心律不齐，期前收缩，心率加快，立即报告医师，遵医嘱对症处理，详细记录病情变化。

4. 预防并发症

（1）注意观察，防止法洛四联症患儿因活动、哭闹、便秘引起缺氧发作，一旦发生应将小儿置于膝胸卧位，给予吸氧，与医生联系并给予吗啡及普萘洛尔抢救治疗。

（2）法洛四联症患儿血液黏稠度高，发热、出汗、吐泻时体液量减少，加重血液浓缩易形成血栓，因此要注意供给充足液体，必要时可静脉输液。

（3）观察有无心率增快、呼吸困难、端坐呼吸、吐泡沫样痰、浮肿、肝大等心力衰竭的表现，如出现上述表现，立即置患儿于半卧位，给予吸氧，及时与医生取得联系并按心衰护理。

5. 饮食护理

心功能不全的患儿需准确记录出入量，饮食应是高蛋白、高维生素、清淡易消化的食物，对喂养困难的小儿要耐心喂养，以少量多餐为宜。注意控制水及钠盐摄入，入量学龄儿按 60 ～ 70m/（kg·d），婴幼儿按 70 ～ 80m/（kg·d），盐量按 0.5 ～ 1g/d。每日保证热量摄入。

6. 对症护理

（1）呼吸困难的护理。呼吸频率增快，青紫明显或出现三凹征时，让患儿卧床休息，抬高床头，呈半坐位或坐位，低流量氧气吸入，烦躁者遵医嘱给镇静剂。

（2）水肿的护理。给无盐或少盐易消化饮食。尿少者，遵医嘱给利尿剂。每周测量体重 2 次，严重水肿者，每日测体重 1 次。

（3）皮肤的护理。定时翻身，预防压疮的发生；如皮肤有破损应及时处理。

（4）咳嗽的护理。抬高床头，备好吸痰器，必要时协助患儿排痰；详细记录痰量、性质，应送痰培养检查，咳嗽剧烈者，应遵医嘱给止咳药物；严重肺水肿，痰液浓稠不易咳出者，超声雾化稀释痰液，协助痰液排出，保持呼吸道通畅；病情发生变化者，立即配合医师抢救。

（5）注意排便通畅。防止便秘，多食含纤维素丰富的食物。患儿 3 天无大便，应立即报告医师处理，遵医嘱给缓泻药，防止发生意外。

7. 药物治疗护理

服用洋地黄药物后，应观察药物的作用，如呼吸平稳、心音有力、脉搏搏动增强。观察洋地黄毒性反应，如胃肠道、神经、心血管反应。服用利尿剂注意观察患儿尿量的变化。

8. 预防感染

注意天气变化，及时加减衣服，避免受凉引起呼吸系统感染。

9. 健康教育

指导家长掌握先天性心脏病患儿的日常护理，建立合理的生活习惯合理用药，预防感染和其他并发症。

（五）服用洋地黄药物的护理要点

（1）服用洋地黄药物前数脉搏1分钟，儿童低于60次/分钟结性心动过速时须停药，婴儿低于80次/分或婴儿低于100次/分应停药，并通知医生。

（2）口服洋地黄药物时，剂量一定要准确，如为地高辛水剂药物，可用1mL针管抽取后，直接口服。应避免与其他药物同时服用，如服用维生素C药物时，应间隔30分钟以上，以免影响洋地黄药物的疗效。

（3）应用利尿药物时，应熟悉利尿药物的药理作用，注意水、电解质的平衡，防止低钾引起药物的毒性作用。

（4）用药后，应观察药物的作用，如心音有力、脉搏减慢、脉搏搏动增强、呼吸平稳，口唇、指甲发绀好转等。

（5）观察中毒反应，应注意观察以下几项指标的变化。①胃肠道反应：食欲缺乏、恶心、呕吐、腹泻。②神经反应：头晕、嗜睡、黄视、复视。③心血管反应：房室传导阻滞、房性及室性早搏、室速、室颤等心律失常。

二、病毒性心肌炎的护理

病毒性心肌炎是病毒侵犯心肌所致的，以心肌炎性病变为主的疾病，有时可伴有心包或心内膜炎症改变。发病年龄以3～10岁居多。

（一）护理诊断

（1）活动无耐力。与心肌收缩力下降，组织供氧不足有关。

（2）潜在并发症。心律失常、心力衰竭、心源性休克。

（3）焦虑。与对疾病的担忧有关。

（二）护理措施

1. 一般护理

（1）保证休息。急性期应卧床休息，到体温稳定、症状消失3～4周后，逐渐恢复活动量。恢复期继续限制活动至少3个月，总休息时间不少于6个月。心力衰竭及心脏扩大者绝对卧床休息3个月以上，待心脏明显缩小、心功能改善，可开始轻微活动。

（2）饮食护理。给予清淡、易消化、富含维生素和蛋白质的饮食，宜食新鲜蔬菜和水果，忌油腻辛辣食物，少量多餐，注意营养搭配。

2. 病情观察

密切观察和记录患儿精神状态、面色、心率、心律、呼吸、体温和血压变化。有明显心律失常者应进行连续心电监护，发现快速心律失常或严重传导阻滞等应立即报告医生，及时纠正。

3. 对症护理

（1）吸氧。有缺氧症状（胸闷、心悸、气促等）的患儿经休息不缓解者，给与吸氧处理。

（2）心力衰竭。患儿置于半卧位，尽量保持病室安静，静脉输液注意速度不宜过快。

（3）心理护理。关心安慰患儿及其家长，建立良好护患关系，向其讲解疾病的有关知识，介绍诊疗计划、检查项目和病室环境等，以消除焦虑心理，取得家长和患儿的配合。

4. 用药护理

心力衰竭患儿使用洋地黄时剂量应偏小，每次应用前应测量脉搏，必要时监测心率。如婴儿脉搏＜ 90 次 / 分，年长儿＜ 70 次 / 分需暂停用药。当出现心率过慢、心律失常、恶心呕吐、食欲减退、黄绿视、视力模糊、嗜睡、头晕等毒性反应时，应立即停药，及时采取相应措施。重症患儿加用利尿剂时，应注意观察有无低血钾表现（如出现四肢软弱无力、腹胀、心音低钝、心律失常等），及时予以处理。静脉输入强心剂、利尿剂时速度不宜过快，以免加重心脏负担。心源性休克患儿使用血管活性药物和扩张血管药时，要准确控制滴数，最好能使用输液泵，以避免血压波动过大。

（三）健康教育

介绍本病的相关知识，强调休息的重要性，介绍预防常见感染的医学知识，如疾病流行期间避免去公共场所。指导正确的药物护理方法，如掌握所用药物名称、剂量、用药方法及副反应。嘱患儿或家长定期门诊复查。

第五节　小儿神经科疾病的护理

一、脑性瘫痪的护理

脑性瘫痪简称脑瘫，指出生前到出生后 1 个月因各种原因所致的非进行性脑损伤，以婴儿期内出现中枢性运动障碍及姿势异常为临床特征，可伴有智力低下、惊厥、听觉或视觉障碍及学习困难，是小儿时期常见的一种伤残情况，其发病率在我国为 1.8% ～ 4%，与国外报道的 1.5% ～ 5% 相近。

（一）护理诊断

（1）躯体移动障碍。与运动发育落后及异常运动姿势有关。

（2）自理缺陷。与运动障碍及智力低下有关。

（3）语言沟通障碍。与智力低下及发音困难有关。

（4）皮肤完整性受损。与长期卧床有关。

（5）知识缺乏。与家长缺乏本病相关知识及患儿智力低下有关。

（二）护理目标

（1）纠正异常运动姿势，训练患儿生活自理能力，促进正常运动发育。

（2）语言训练使患儿具备一定语言交流能力，保持皮肤完整、无损伤发生。

（3）父母不排斥患儿，并能支持对治疗与诊断的处置措施，使患儿有良好的生活环境，能获得适当的营养，培养患儿自我照顾技能，在家庭中预防挛缩及皮肤破损。

（4）使患儿获得生活能力，支持具有能力的脑瘫儿，使之具备就业能力，促进其重返社会。

（三）护理措施

1. 营养维持

（1）评估进食自理的程度，提供进餐环境，尽可能鼓励患儿自己进食，挑选容易下咽的食品。

（2）协助进餐时，态度要和蔼，进食不可过快，保证患儿有充分的咀嚼时间。进食中，嘱患儿不要说话，注意力要集中，以免发生误吸。如有疲劳感时，可适当休息，疲劳缓解后继续用餐。吞咽有困难者遵医嘱给予鼻饲。保持口腔卫生，每次进餐前后，做好口腔护理。

（3）评估患儿的营养状况，每周测体重1次。

（4）供给高蛋白、高热量、高维生素、易消化的饮食，少量多餐，及时增加铁剂，积极预防贫血。

2. 加强训练

（1）评估躯体运动障碍的程度。加强健康教育指导，说明活动及锻炼的重要性。

（2）协助生活护理。

（3）鼓励患儿每天活动各个关节，指导并协助患儿移动。对痉挛型患儿，除做按摩、推拿治疗外，应鼓励患儿多做某些动作及语言训练，锻炼肌肉的力量和耐力，协助肢体恢复。

3. 防止外伤与意外

评估可能发生受伤的程度。加床档保护，防止坠床发生；勿强行按压患侧肢体，以免引起骨折；锻炼时应注意周围环境，移开阻挡物体，并加以保护。

4. 皮肤口腔护理

对于长期卧床的患儿，护理人员要常帮助患儿翻身，白天尽量减少卧床时间；及时清理大小便，保持皮肤清洁，防止压疮产生或继发其他感染。每次进食后用清水漱口，保持口腔清洁无味。

（四）健康教育

（1）做好产前保健。在妊娠早期预防感染性疾病，如风疹、弓形虫病等感染性疾病。避免外伤和难产，预防胎儿受损。避免早产，因为体重过低是脑瘫的一个重要因素。

（2）做好新生儿期的预防。主要是预防新生儿呼吸暂停、低血糖、胆红素脑病及颅内感染等疾病。

（3）做好患儿的特殊教育。对他们应进行一些特殊的教育和职业训练，培养其克服困难的信心。

二、儿童脑积水

儿童脑脊液产生过程和形成量与成人相同，平均每小时 20mL，儿童脑积水多为先天性和炎症所致。国外资料报告，先天性脑积水的发病率在（4 ～ 10）/10 万，是最常见的先天神经系统畸形疾病之一，所有先天性脑积水几乎都是由于脑脊液通路阻塞所致，尤其是中脑导水管和第四脑室出口部位的阻塞，因脑脊液的产生增加和吸收减少而常伴有颅内压增高。先天性脑积水还可伴有其他神经系统畸形，以脊柱裂多见，在有家族性脑积水的儿童中，男女之间发病率相同。

（一）常见护理问题

（1）颅压增高。在婴幼儿期颅压增高主要表现为骨缝裂开、前囟饱满、严重者头皮变薄和头皮静脉清晰可见，并有怒张；儿童期由于骨缝闭合，颅压高症状同颅内占位。

（2）神经系统发育障碍。脑积水严重者可引起神经系统功能损害，如智力低下、语言障碍和发育异常。

（3）营养低于机体需要量。脑积水引起颅内压增高后，可引起食欲缺乏、恶心、呕吐。

（4）自理能力缺陷与年龄和疾病有关。

（5）家庭应对能力改变。脑积水可能威胁生命，信息不足难以照顾，会使家属产生罪恶感。

（二）护理目标

（1）发现颅压高的症状及时抢救。

（2）提供合理营养膳食。

（3）保证患者生活需要得到满足。

（4）让家长了解脑积水对儿童生长发育的损害，提高应对能力。

（三）护理措施

1. 观察疾病进展情况

（1）定时测量和记录头围（枕额径：沿眉毛上方、耳朵顶端到枕骨隆凸处）。

（2）观察及记录前囟门的大小及膨胀程度。

（3）观察颅压增高的症状（有无恶心、呕吐、前囟门张力、意识、瞳孔和生命体征改变）。

（4）外观改变。头大小、额是否突出、落日眼、角弓反张姿势。

2. 及时处理颅压高情况

（1）通知医师备好抢救物品。

（2）抬高头部30°。

（3）保持呼吸道通畅，防止误吸、窒息。头偏向一侧。

（4）开放静脉，按医嘱给药，控制输液速度。

（5）给予心电监护，监测生命体征、瞳孔变化。

（6）保持病室安静，减少环境对患儿的不良刺激。

3. 给予适当营养

（1）少量多餐喂患儿，喂食前后减少活动，减少呕吐，若频繁呕吐应配合医师监测体液不足及电解质变化。

（2）抱着患儿成半坐位姿势，如患儿头很重，护士手臂应放在椅子把手上以支托头部，卧位时应抬高床头侧卧或头偏向一侧。

（3）喂食后抬高床头，防止呕吐后发生吸入性肺炎，给予充裕时间排气。

（4）记录出入量。

4. 保持皮肤完整性及功能位

（1）患儿置于柔软平整的床上，有条件者可用气垫床。

（2）保持头皮和全身皮肤清洁干燥。

（3）定时翻身、翻身时注意头部与身体轴向旋转，保持良肢位。

（4）眼睑闭合不良的患儿，要保持眼睛潮湿，预防角膜溃疡及感染。

5. 给予患儿父母情感支持，促进应对能力提升

（1）提供正确的知识和相关解释。

（2）纠正错误观念减轻家属的焦虑与自责。

（3）评估若发现有严重的适应不良，由专业医师给予解答咨询与辅导。

6. 术后护理

（1）保持伤口完整性，防止患儿用手抓伤口，枕上应垫无菌巾，配合医师换药。患儿哭闹，护理人员或家长要耐心护理，禁止使用镇静剂。

（2）术后有饮食差，加之呕吐频繁的患儿要及时补充各种营养，防止水电解质紊乱。

（3）观察患儿头部、腹部伤口有无渗出、感染。记录引流量、颜色和尿量尿色及尿比重。观察患儿有无腹痛、腹泻、呕吐等。观察感染指征如体温变化、伤口脓性分泌物、分流管路周围红肿及压痛、血象变化。

（4）观察有无颅内压增高症状。如情绪激动、囟门膨胀、嗜睡、呕吐和血压变化等。

（5）患儿应卧于健侧，避免头部伤口骨骼及硬脑膜受压，耳部应放棉垫保护。

（6）脑脊液分流术后，应观察记录囟门膨出或紧绷的情况，作为调整患儿姿势的依据。

（7）促进患儿形成正向的身体心像，较大患儿很在意术前剃发及术后头皮下导管，护士应与患儿沟通，让他们表达自己的害怕和担忧，建立自尊，鼓起面对现实的勇气。

三、瑞氏综合征的护理

瑞氏综合征是一种以急性脑病合并肝脂肪变性为特点的综合征，多数认为本病是与病毒感染有关的肝、脑等多器官线粒体受损伤所导致的全身性疾病。

（一）主要护理问题

（1）体温升高。与病毒感染有关。

（2）有窒息的危险。与昏迷有关。

（3）有营养不足的危险。与呕吐有关。

（二）护理措施

1. 常规护理

（1）体位。头部抬高 15°～30°，昏迷患儿头偏向一侧。

（2）环境。保持安静、清洁、舒适。

（3）饮食。以高热量、富含维生素饮食为主，少食高蛋白饮食，减少氨的形成。

2. 专科护理

（1）惊厥发作的护理。①立即就地平卧，患儿头偏向一侧，清除气管异物及分泌物，松解衣扣，必要时吸痰。②吸氧。③将压舌板置于上下磨牙之间。④刺激人中、合谷穴，遵医嘱静脉或肌内注射或直肠给予镇静止惊药，如地西泮。

（2）昏迷患儿的护理。加用床档，防止坠床，备吸痰器和气管插管用物于床旁，及时清除口、鼻、咽、喉分泌物，防止发生吸入性窒息。根据病情需要吸氧，必要时给高压氧治疗。加强口腔、皮肤护理，双眼不能闭合者，用浸生理盐水的湿纱布遮盖或涂以抗生素眼膏以防角膜受损。

3. 病情观察

（1）根据意识障碍评估昏迷程度，是否为嗜睡、昏睡、半昏迷、昏迷、深昏迷等。

（2）观察有无呕吐、发热、头痛、意识障碍、惊厥、呼吸困难等症状。

（3）监测生命体征和心电图，检查评估肝功能。

（三）健康教育

（1）向家长介绍疾病的有关知识，指导其认识瑞氏综合征的各种诱发因素并加以避免。

（2）指导家长帮助患儿按医嘱服药，了解药物的主要不良反应，并定期随访。

（3）使家长了解瑞氏综合征的早期征象，以便早期发现，并得到及时诊治。

第五章 精神科疾病的护理

精神科疾病患者护理旨在促进患者康复并且保持病情稳定，减少复发，防止精神残疾的发生。本章主要论述了神经症、癔症、器质性精神障碍疾病、精神分裂症、精神活性物质所致精神障碍、心境障碍等精神科疾病的护理，重点突出了护理要点及包括心理护理在内的健康教育。

第一节 神经症的护理

神经症又称神经官能症或精神神经症，是一组主要表现为焦虑、抑郁、恐惧、强迫、疑病症状或神经衰弱症状的精神障碍。它并非单一的某个疾病，而是一组精神障碍的总称，属常见病，患病率相当高。

神经症的共同特点如下：

（1）起病及病情的波动。其发病与应激性的生活事件或无法解决的心理冲突有关。患者多在一定的心理刺激下发病，病情与精神压力密切相关。

（2）病前多有一定的人格基础。面对同样的压力，有的人发病，有的人不发病。神经症的患者通常具有某些人格上的特点，成为神经症的易感因素。

（3）自知力良好。患者可自我察觉或经过适当的解释认识到所患的是心理障碍疾病，因而感觉痛苦，且常常有夸大疾病的严重程度的倾向，会反复主动求治。

（4）症状没有相应的器质性病变基础。神经症属于大脑功能失调，迄今为止，未发现神经症患者有任何神经系统器质性改变。虽然其他器质性精神障碍和躯体疾病均可伴有神经症的症状，如果一旦证实它们的出现与器质性病变或躯体疾病有关，则神经症的诊断不能成立。神经症症状的产生必须是"功能性的"。

（5）无精神病性的症状。神经症是一种轻度的精神障碍，患者的思维联想是符合逻辑的、可以理解的，不伴有幻觉、妄想等精神病性症状。

（6）不丧失对外界的接触能力。患者无论症状多么严重，体验多么痛苦，仍能保持与外部世界的恰当接触，有良好的现实检验能力，其思维、言行一般不会与现实脱节。

一、焦虑症患者的护理

焦虑症又称焦虑性神经症，以焦虑、紧张、恐惧的情绪障碍为特征，常伴有自主神经紊乱、肌肉紧张和运动性不安等，并非由于实际的威胁所致，且其紧张惊恐的程度与现实情况并不相符。临床上焦虑症分为广泛性焦虑症和惊恐障碍。

（一）护理评估

1. 主观资料

①一般状况：包括睡眠、衣着、饮食、营养状况、大小便、月经、自理能力等。②症状体征：包括焦虑症状的程度、发作方式、持续时间、发作频率等。③其他相关症状：是否突然出现心悸、气短、头晕、胸闷、出汗等症状。④生命体征。⑤焦虑症状的对象及内容。⑥惊恐发作时的担心、焦虑及因焦虑引起的回避行为及程度。⑦是否由于对某些现实问题过分担心而感到持续的紧张、烦恼及躯体其他不适。⑧是否伴随抑郁、强迫、恐怖等症状；⑨是否常主诉自己及家人将有疾病或灾难临头。

2. 客观资料

①躯体状况及惊恐发作时的濒死感、失控感、自主神经功能紊乱的评估。②注意力、记忆力、学习能力。③家族史、患病史、药物过敏史等。④既往史、疾病史、曾接受过的治疗、用药情况、治疗效果等。⑤实验室及辅助检查结果。⑥患者个性特征。⑦患者承担生活事件的能力。⑧患者主观愿望实现水平。⑨患者经济状况、家庭负担、文化程度、工作和学习情况。

3. 相关因素

①病理生理因素：如病情和症状的严重性、基本的干扰因素、年龄因素等。②心理社会因素：近期所发生的生活事件及其内容、强度，患者患病对社会关系的影响；家属对患者的态度；患者对住院治疗的态度和治疗要求。③其他因素：有研究表明，本病与某些患者个性特征有关，脑部的特定区域功能受损也与该病有密切关系。

（二）护理诊断

（1）焦虑。

（2）恐惧。

（3）保护能力改变。

（4）部分自理能力缺陷。

（5）舒适的改变。

（6）睡眠形态紊乱。

（三）护理目标

（1）减轻焦虑症状，缓解焦虑情绪。

（2）患者能够诉说焦虑感，有确定有效的应对机制以成功处理应激。

（3）认识焦虑并确定引起社交隔离感和社交功能受损的因素。

（4）惊恐发作时患者无受伤等意外发生。

（5）患者在监督下，可以参加每日的工娱治疗，并有活动后生理及心理上舒适感的描述，焦虑体验减轻。

（6）在帮助后，患者可以准确叙述焦虑的性质和症状。

（7）在接受健康教育后，患者家属能较准确地描述焦虑症的有关知识，对患者可以提供较为满意的监护和支持。

（8）患者在帮助下，可以有接受治疗的态度和行为。

（四）护理措施

（1）护士的感觉与反应。当患者过度焦虑时，护士可能经历挫折感或愤怒感，会受到患者影响出现焦虑和恐惧，护士应调整自己的心态，监测控制自我内心的感觉，安慰患者，显示出有能力帮助患者。

（2）促进安全和舒适。满足患者的生理需求，恢复患者的正常睡眠及日常生活能力。护士要陪伴患者，保证他们的安全。

（3）确定焦虑源。鼓励患者讨论此次发病前的情况，联系患者的行为和感觉，确定焦虑源。

（4）提高患者的应对能力。帮助患者确定以前曾经有效的焦虑缓解方法，让患者写出对自我能力的评估，以一种积极的方式重新构想和面对情境。鼓励患者参加放松练习，如深呼吸、肌肉放松法、指导想象等，独立运用这些技巧可使患者获得自信心和自我控制感。

（5）鼓励社交活动。帮助患者认识焦虑，确定引起社交隔离感和社交功能受损的因素，鼓励患者参与一系列活动，促进其与他人的社会交往，对于患者已取得的改变给予正向鼓励。

（五）护理评价

（1）对患者的焦虑内容与背景是否充分了解。

（2）患者的焦虑症状是否减轻。

（3）患者对疾病和自我是否能正确应对和认识。

（4）患者能否积极参与治疗。

（5）护理人员对患者及其症状的接受程度。

二、恐惧症的护理

恐惧症也称"恐怖症""恐惧性神经症"，是以恐怖症状为主要临床表现的神经症。患者由于对特定对象或情境产生强烈的焦虑或恐惧反应，从而导致对对象或情境期望回避

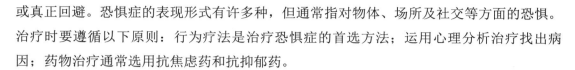

或真正回避。恐惧症的表现形式有许多种，但通常指对物体、场所及社交等方面的恐惧。治疗时要遵循以下原则：行为疗法是治疗恐惧症的首选方法；运用心理分析治疗找出病因；药物治疗通常选用抗焦虑药和抗抑郁药。

（一）护理评估

1. 主观资料

①患者恐惧的对象、内容、形式。②患者出现恐惧症状的程度。③患者应对恐惧症状的方法。④个性因素，包括患者是否有胆小怕事、依赖父母、羞涩、孤立、不合作等。⑤家族史、药物过敏史、重大疾病史及其对患者的影响程度。

2. 客观资料

①躯体状况，包括生命体征、意识状态、营养情况、睡眠情况。②躯体是否有过度疲劳、感染或过敏、外伤等。③家庭亲属之间关系以及对患者所持态度。④情绪状态，有无焦虑、烦躁、沮丧、无助等情绪反应。⑤人际关系及社会环境。⑥患者个性特征。⑦患者对治疗所持的态度、对医院的要求。⑧文化程度、对疾病的自我感觉、自我评价。⑨家庭经济状况。⑩患者惧怕的事物追溯到的现实刺激。

3. 相关因素

①心理社会因素，如部分由精神因素引起发病的，童年时期的心理冲突可能为诱因。②个性因素，多数恐惧症患者具有性格胆小、依赖、被动、羞涩等特征。③其他因素，以往有研究表明，本病与生化背景以及遗传因素有关，如恐惧发作时，约50%的患者血浆肾上腺素升高。

（二）护理诊断

（1）焦虑。

（2）社交障碍。

（3）个人应对无效。

（4）缺乏娱乐活动。

（5）自尊紊乱。

（6）情境性自我贬低。

（7）有孤独的危险。

（8）不合作。

（三）护理目标

（1）确认患者恐惧的来源，缓解患者的恐惧情绪，治疗结束时患者能面对引起恐惧的环境。

（2）患者能运用有效的应对恐惧的方法。

（3）纠正患者的回避行为，患者恢复良好的社会功能。

（四）护理措施

（1）护士的感觉与反应。当患者出现恐怖症状时，护士可能从内心不能理解和接受，或受到患者的焦虑情绪的影响，自我心理平衡失调，这时护士应检查并调整心理状态，去除焦虑，平静面对患者，接受并理解患者。

（2）确定恐怖症的类型。让患者列出令他/她恐惧的对象，找出与特定对象相关的特定恐惧。

（3）运用各种治疗方法。可指导患者使用放松技巧，如深呼吸训练、沉思、进行性肌肉放松疗法等，促进患者控制自我感觉和焦虑水平。

（4）系统脱敏法。对于恐惧症患者十分有效，可通过逐步暴露的方法，以预定的顺序，即从最低程度到最高程度，逐渐引导恐惧症患者接触恐惧对象和情境。

（5）角色示范作用。为患者提供机会，使之观察对于恐怖对象或情境的健康反应。在患者认为的恐怖情境下，护士为患者做出示范，显示出无恐惧的行为，并与之讨论感受，逐渐使患者产生健康行为。

（五）护理评价

（1）患者对恐惧内容与背景是否充分了解。

（2）患者的恐惧症状是否减轻。

（3）患者对疾病和自我是否能正确认识，对疾病是否能正确应对。

第二节　癔症的护理

癔症又称歇斯底里症，是由于精神因素、不良暗示或自我暗示引起的急性发病。临床表现包括精神、神经和躯体多种症状，但检查时未能发现相应的器质性改变。可反复发作，但预后较好。

一、护理评估

1. 主观资料

（1）诱因，是否急性起病，情感爆发情况，是否时哭时笑、喊叫、吵闹等。

（2）情绪转变情况，迅速、缓慢、戏剧样表情动作。

（3）意识情况。范围的缩小或轻度的意识丧失，周围环境的感知障碍，定向力，情感反映等。

（4）活动情况。终日闭目，卧床不动，呼之不醒，推知不动，痛觉的刺激反应减弱。

（5）遗忘。对亲身经历的一段时间的经历完全遗忘。

（6）附体体验。声称被神、鬼、已故的灵魂、狐仙附体。

（7）痉挛发作情况。无规律性，呈阵发性四肢僵直或角弓反张。

（8）截瘫、单瘫情况，失语，失音症，感觉过敏、减弱、消失等。

（9）"痴呆"样症状。称幼童，声音、内容、表情、动作像幼童。

2. 客观资料

（1）躯体评估。①意识、生命体征。②营养状况、睡眠情况、饮食情况、排泄情况。

（2）对精神疾病认识的评估。有无自知力。

（3）社会心理状况评估。有无明显的诱因，性格特征，家庭环境、经济状况、受教育程度、工作环境及社会支持系统。

（4）情绪状况评估。变化是否迅速，暗示性及自我暗示性强，情感爆发常伴有戏剧性。

（5）既往健康状况的评估。家族史、患病史、药物过敏史。

（6）治疗情况的评估。院外是否接受过治疗，用药情况、药物不良反应等情况。

（7）实验室及其他辅助检查。血、尿、便常规，血生化、心电图、脑电图检查结果。

二、护理问题

1. 精神障碍

常因受刺激后，表现为大哭、狂笑、打滚、幼稚、喜怒无常、做作等特点。

2. 运动障碍

常因分离性运动障碍引起，患者表现为痉挛发作。发作时慢慢倒在地上，痉挛无规律或四肢挺直，并可出现瘫痪、站立不能、失语等。

3. 感觉障碍

由于分离性感觉障碍引起，表现为感觉过敏、减退或消失，某些感觉器官的障碍，如在精神因素和暗示的作用下可突然失明或失听。

三、护理诊断

1. 有暴力行为的危险

对自己或他人有暴力行为。与癔症发作时意识范围狭窄有关。

2. 部分自理能力缺陷

（1）相关因素。①童样痴呆。②木僵状态。③癔症性瘫痪、失明、闭目不语等。

（2）睡眠形态紊乱。与焦虑、抑郁、强迫思维、生活环境的改变有关。

（3）营养失调。低于机体需要量与焦虑、抑郁等情绪状态及其导致的胃肠功能紊乱有关。

3. 知识缺乏

相关因素。患者和家属缺乏癔症的相关知识。

4. 有废用综合征的危险

相关因素。①功能性癔症瘫痪长期卧床不能下床活动。②癔症失明。③癔症感觉障碍。

5. 皮肤完整性受损

相关因素。与强迫洗涤有关。

四、护理措施

（1）根据患者性格易感情用事，并富有暗示性的特点，应与精神症状丰富的患者分开管理，以免增加其症状的复杂性和顽固性。

（2）护理人员应与患者建立良好的护患关系，取得患者的信任，才能有利于患者的治疗和康复。

（3）接触患者时，要注意言语和态度。如对患者应亲切和蔼、言语谨慎，避免激惹患者的情绪。尽量满足患者的合理要求，但注意不要无原则地迁就患者。对表现造作，遇事好表现自己或爱挑剔的患者，要正确对待，不应鄙视，要耐心地说明解释，争取患者合作。

（4）患者情感爆发时，常会出现大声叫喊、哭闹不止，此时，护理人员应即排除无关人员的围观，避免引起患者激惹情绪的因素，要冷静地运用适当言语，劝阻患者的吵闹行为，稳定其情绪，使症状得到缓和。

（5）要以正确态度对待癔症性运动障碍的患者，不要厌恶，而是恰当地关心和体贴患者的疾苦，并做好对症护理。提高患者战胜疾病的信心。在护理患者时要注意观察有无器质性病变的迹象，为医生提供诊断参考。

（6）癔症性痉挛发作时，护理人员应保持冷静，不要惊慌失措或过度关心患者，以免强化症状。注意保护性医疗制度，排除环境中的一切不良因素和刺激，配合医生做好暗示治疗。

（7）癔症患者有时也会采用自杀手段，博得别人的同情，从而会弄假成真，造成严重后果。故应预防患者自伤和自杀。要注意多观察病情变化和心理状态，做好心理护理。

（8）要帮助患者锻炼和纠正性格缺陷，让患者以正确的态度对待现实生活，正确对待疾病，培养开朗乐观的情绪，指出患者性格缺陷，增强患者治愈疾病的信心。

（9）要做好家属工作，向家属交代疾病的特点，预防疾病复发的知识。要求家属用正确的态度对待患者，如不要歧视、偏爱或迁就患者等，以防病情迁延和复发。

五、健康教育

（1）向家属讲解癔症的发病诱因、发病特点，教会家属有效地应对癔症发作时的混乱情况，防止患者受伤。

（2）教会患者及家属防止便秘的方法。①定时做腹部按摩。②多喝水，每天保证2000～3000mL的水，要合理分布。③多吃蔬菜、水果。④必要时适当应用缓泻剂，如藩泻叶、麻仁胶囊等。

（3）向家属和患者讲解本病不是器质性疾病，通过治疗是可以治愈的，减轻患者及其家属的焦虑情绪，积极配合治疗。

（4）帮助患者充分认识自己，教会患者一些科学适用的方法，不断完善自己的性格，学会处理好人际关系。

第三节　器质性精神障碍疾病的护理

器质性精神障碍大多是原发疾病发展到一定严重程度，影响到大脑功能活动，在一定条件下出现的精神障碍。常见脑器质性综合征主要包括谵妄综合征、痴呆综合征、器质性遗忘综合征、器质性幻觉症、器质性妄想症、器质性人格综合征。在临床表现上，这类精神障碍既有原发疾病的症状体征，又有不同的严重程度和不同类型的精神症状，而且与应激事件强度、社会压力、亲属态度等社会因素有很大关系，因此要求护理人员全面地评估患者的情况。

一、护理评估

1. 健康史评估

患者的现病史，如是否有脑血管病、颅内感染、脑外伤、脑肿瘤、癫痫、脑寄生虫病等病史；熟悉原发疾病的进展情况及精神障碍的伴发情况；评估患者的生长发育史；评估家族中是否有精神障碍患者；熟悉患者药物治疗的具体情况，如效果如何、有无不良反应等。

2. 生理状况评估

患者的一般情况，包括生命体征、营养状况、进食情况、大小便和睡眠是否正常，自理活动是否受限等。

3. 心理状况

（1）评估患者有无定向力障碍或自知力缺损。

（2）评估患者有无记忆力减退，如对时间、地点、人名能否记忆，对新近发生的事情是否容易遗忘，有无错构、虚构。

（3）评估计算能力、抽象理解能力、概括和判断能力是否受损，以及智能障碍程度。

（4）评估有无思维障碍，如有无持续言语、联想加快、主动性思维缺乏现象，有无幻觉、妄想等。

（5）患者人格是否有明显改变。

（6）情感活动和睡眠是否异常，如是否有情绪的波动、激惹、欣快、焦虑、抑郁、睡眠障碍等。

4. 社会功能

（1）评估患者的个性特征、兴趣爱好、生活方式、学习、工作、社交能力、对自身患病态度，病前有无发生严重的生活事件，患者的反应如何。

（2）评估患者家庭经济情况及支持系统，家属的护理能力和照顾患者的意愿，家属情绪状况等。

（3）评估患者社会功能，如职业、工作环境等，以及社区防治机构的具体情况。

5. 辅助检查评估

实验室及其他辅助检查，如血尿粪常规、生化检查、脑电图检查、头部 MRI、脑脊液检查等检查指标是否正常。心理学检查如简易智力状况检查、长谷川痴呆量表（HDS）、日常生活能力表（ADL）对痴呆的评估具有特异性。

二、护理诊断

（1）急性/慢性意识障碍嗜睡、谵妄等。与脑部感染、外伤、变性改变、肿瘤等有关。

（2）有对自己或对他人施行暴力行为的危险。与自幻觉、错觉、妄想、意识障碍、环境危险性识别能力下降有关。

（3）言语沟通障碍。与认知功能受损、理解能力减弱、失读、失语有关。

（4）卫生/穿着/进食/如厕自理缺陷。与认知能力的丧失、痴呆、意识障碍有关。

（5）睡眠形态紊乱，入睡困难、睡眠规律颠倒等。与脑部病变导致缺氧有关。

（6）有感染的危险。与体质虚弱、生活自理能力差有关。

（7）潜在并发症。窒息、外伤、抗精神病等药物不良反应。

三、护理目标

（1）患者能维持基本生理功能，意识障碍改善。

（2）患者能保持规律的生活起居，能识别危险，减少或不发生伤人或自伤行为。

（3）能保存现存的智能，维持最佳功能状态，能有效地沟通。

（4）患者能参与力所能及的自我料理。

（5）患者能保证规律的睡眠，提高睡眠质量。

（6）患者减少或不发生感染情况。

（7）患者不发生潜在并发症。

四、护理措施

1. 安全护理

病房环境应简单舒适，设置防滑措施和扶手，长期卧床患者加床档或用低矮床铺。建立患者的安全感，定时检查病房设施，病房内无危险物品，防止患者出现自伤或伤人，对有妄想、幻觉、易激惹的患者进行各项护理操作时尽量一次完成，避免反复多次刺激患者。将患者的日常用品放在固定处，便于使用。对于痴呆患者，特别要防走失，外出时必须有人陪同，给患者佩带身份识别卡或救护卡（注明姓名、家庭地址、血型、联系人及电话等），一旦走失方便寻找。

2. 生活护理

（1）饮食护理。为患者提供易消化、营养丰富的软食或半流食，对不知饥饱、抢食的患者要控制进食量及速度。进食时做好卫生处置，患者颌下垫治疗巾，避免因食物外流污染衣服及床单。防止患者口腔肌肉运动不协调而致误吸，必要时给予鼻饲流质，进餐时有专人观察，对进食困难者予以协助，谨防噎食。

（2）排泄护理。观察患者排泄情况，嘱患者定时排便，保持大便通畅，及时处理便秘、尿潴留，对不能自行管理排泄的患者，要定时带其到指定地点如厕。

（3）睡眠护理。为患者创造良好睡眠环境，对表现为睡眠规律颠倒的患者，增加日间活动时间以保证夜间睡眠，做好睡眠记录；对有谵妄状态、恐怖性错觉或幻觉的患者，护士应陪伴患者。

（4）协助、指导患者料理生活。对痴呆患者要尽量保持规律性的生活方式，作息时间相对固定，以便记忆。指导或协助患者晨晚间及日常沐浴、更衣、如厕等；保持清洁防止感染。鼓励患者保持现存的自理能力，力所能及地做好自我护理。并保证患者有充足的时间去完成生活自理项目，并尽可能地与其家庭日常生活保持一致。

3. 对症护理

（1）意识障碍的护理。应专人护理，防止意外发生，必要时可用约束带暂时保护，做好口腔护理，定时翻身拍背，防止发生坠积性肺炎和皮肤受损。对精神自动症患者应限制其活动范围，并给予药物控制，加强保护，以免发生意外。密切观察生命体征，注意瞳孔的变化。

（2）定向力障碍的护理。对患者进行定向能力的训练，增加患者现实定向感，及时纠正或提醒其准确的人物、时间、地点的概念。病房设置大指针的时钟和以日期分页的日历有助于患者对时间的认识；必要时用大而明显的标志标明常用生活用品。鼓励患者读报或收听广播电视节目，可保持或促进患者对新鲜事物的兴趣。

（3）语言沟通障碍的护理。加强与患者的沟通，及时了解患者的需求以及病情的动态变化、与患者沟通交谈时保持合适的对话距离，使用简单熟悉的语言，声音要稍大，速度要慢些，重复重点，避免使用代词，可从过去的事情谈起，激起患者的远记忆，每次只说一件事并给患者足够的时间回答，多谈使患者感到有兴趣的话题。对患者因记忆减退而说后忘记，护士要不厌其烦地提供正确信息，必要时给患者使用辅助器材，如助听器、书面小卡片等。

（4）人格障碍的护理。维护患者尊严，态度和蔼耐心，不与患者争辩，避免激惹患者。

（5）心境障碍的护理。改善患者的睡眠状态，协助患者料理日常生活，保证患者的安全，防范意外事件发生，加强沟通交流，鼓励患者抒发内心体验等。

（6）幻觉妄想患者的护理。密切观察患者的言行，控制患者的活动范围，适时进行自知能力干预，了解幻觉妄想的内容等。

4. 用药护理

确保患者按时服药，监测药物的不良反应，如应用抗胆碱药物致排尿困难时，及时解除尿潴留，避免因膀胱肌无力、尿潴留而使患者烦躁不安，加重病情。

五、护理评价

经过正确的治疗和护理之后，患者的精神症状应该能得到控制或缓解；患者的营养需求应能维持在均衡状态；患者的睡眠将得到改善，排便功能恢复正常；患者未出现因冲动行为而导致自伤或伤人的不良后果；身体结构保持完整，未因生活自理能力下降而发生感染、压疮、骨折等并发症；治疗方案实施正确，未因观察不当而发生严重的不良反应；经过教育和指导，患者及其家属应掌握对疾病的观察和正确的护理方法，掌握帮助患者进一步恢复生活能力和社会功能的方法。

六、健康教育

告知患者和家属精神障碍与原发疾病之间的关系，为了使精神症状能够尽快地恢复，避免导致严重的后果，患者应该积极治疗原发疾病；指导家属掌握观察病情的方法和训练生活功能，如发现患者情绪激动、抑郁、焦虑或出现幻觉、妄想等症状时及时到医院复查，照顾好患者的日常生活，防止发生营养缺乏、感染、跌伤等；关于药物治疗，家属应该了解患者所服药物的名称、剂量、服药方法、常见的不良反应等，应该照顾患者按医嘱服药，不可自行减药或停药，否则病情将会加重，复发或发生严重的不良反应。

第四节　精神分裂症的护理

精神分裂症是以基本个性改变，思维、情感、行为的分裂，精神活动与环境的不协调为主要特征的一类最常见的精神病。

一、护理评估

在对精神分裂症患者进行护理评估时需注意：重视患者的需求，不必注重疾病分型；重视患者家属、朋友、同事提供的资料，甄别不一致的信息；重视心理测验以帮助了解患者的心理与社会功能状态。

（1）健康史。了解发病情况与过程、治疗经过、病前个性特点、家族史等。除了与患者、患者家属交谈外，还需与患者亲人、朋友、同事或同学进行沟通了解。

（2）身体状况评估。生命体征、饮食营养、卫生、排泄、睡眠情况及运动等。

（3）心理状况评估。患者知、情、意是否异常，对照精神分裂症各类症状进行辨别与评估。

（4）社会功能及文化背景评估。患者的自理能力、角色功能、人际交往能力、现实检验能力等。此外，还需评估患者的一般情况，社会文化背景，家庭核心价值观，家庭成员对疾病的认识与态度，社区及工作、学习环境对患者影响等。

二、护理诊断

（1）营养失调，低于或高于机体需要量。

（2）睡眠形态紊乱。

（3）思维过程改变（幻觉、妄想）。

（4）有暴力行为的危险。

（5）不合作。

（6）躯体移动障碍。

（7）生活自理能力缺陷。

（8）社交孤立。

（9）语言沟通障碍。

（10）知识缺乏。

三、护理目标

（1）营养供给适合身体需要，睡眠改善或有规律，生活基本自理。

（2）减少或避免因幻觉、妄想造成的自我损伤或他人损伤。

（3）能够配合治疗与护理。

（4）能够与人进行正常交流，自我暴露、情感表达适当。

（5）基本了解精神分裂症发病原因、临床表现、预后及药物维持治疗的重要性等知识。

四、护理措施

在护理措施的实施过程中，一定要建立良好的护患关系。这是因为多数患者对疾病没有自知力，不承认自己有病，故而拒绝治疗。有些患者甚至将医护人员也牵涉进其精神症状之中，如有被害妄想的患者，认为医务人员可能与那些欲害己之人是一伙的，因而对医护人员采取敌视态度甚至伤害医护人员。因此，护理人员一定要注意自己的言行，熟练运用与精神病患者的接触技巧，设法维护良好的护患关系。

1. 营养失调的护理

（1）拒食的护理。精神分裂症患者拒食原因复杂，故应针对不同原因分别做出处理。对怀疑饭菜有毒的患者，可由护理人员先尝食或给予多份饭菜任其自选一份，以消除其疑虑；对有罪恶妄想认为不配进食的患者，可将饭菜混拌似残羹剩饭让其安心进食；对有命令性幻听而拒食的患者，可设法分散其注意力并督促进食；对兴奋躁动不能安心进食的患者应单独进食或予以约束协助进食；对木僵患者，宜进食半流质或易消化食物，并由护理人员协助进行，以防吞咽困难发生噎食。无论是坚决拒食还是进食困难，必要时都应予以鼻饲，以保证足够的营养。

（2）乱食的护理。对食欲旺盛、暴饮暴食的患者，应控制其饮食；对抢食和狼吞虎咽的患者应挑出食物中的骨头、鱼刺，并劝说患者细嚼慢咽；对精神衰退、痴呆患者，应加强食品管理，防止摄入不洁食物。

（3）进食困难的护理。对锥体外系药物不良反应严重患者，宜给予营养丰富的流质或半流质食物，必要时由护理人员协助其进食。

2. 睡眠形态紊乱的护理

（1）失眠的护理。针对不同原因实施护理。如果是因精神症状所致，反映给医生调整用药方案；如果是因环境所致，应改善环境，避免噪声、强光刺激；如果是因心理因素（认知因素、家庭问题、外界压力等）所致，则给予心理护理；如果是因躯体不适所致，应设法消除不适，如脚冷应给予温水泡脚，咳嗽应给予止咳等。

（2）嗜睡的护理。如果是因躯体症状所致，应反映给医生处理；如果是因药物性或者懒惰所致，应鼓励患者参加集体活动，多运动，多交流。

（3）睡眠倒错的护理。设法减少白天睡眠时间，组织患者参加集体活动和文娱活动，保证患者夜间有充分的睡眠时间，从而恢复其良好的睡眠习惯。

3. 幻觉、妄想的护理

（1）幻觉的护理。幻觉是精神分裂症常见症状。患者对幻觉内容往往坚信不疑，因此可支配其思维、情感、行为，特别是"命令性幻听"，可使患者出走或做出危害自己、危害他人的行为。护理人员必须根据幻觉的内容特点及疾病的不同阶段进行护理。

1）密切观察患者的言行举止，辨别其哪些言行与幻觉相关，并了解幻觉的类型、内容、频率，患者对幻觉的态度等，根据患者症状的危害程度合理安排病房。对受幻觉支配而可能出现伤人、自伤、毁物等危险行为者，应安置在重症监护室，由专人监护，防止意外发生。

2）对于整日沉浸于幻觉中的患者，应加强日常生活自理能力的督促。此外，可与患者谈论其他话题，以转移注意力；若患者主动谈论幻觉内容，应认真倾听，并作合理回应，使患者感到被尊重、被理解，从而信任医务人员，谈话更开放，理解更深入。

3）如果可能，应想办法将患者的思绪拽回现实，以缓解症状。如患者听到房里有人讲话，护理人员带他进入事先空置的房间，反复多次，以消除其幻觉体验。

4）转移注意力。许多幻觉在注意转移后，症状减轻或消失，故应鼓励患者投入工娱活动中或投身于人际交往中。

5）帮助患者了解并接受幻觉。在病情稳定或基本康复时，向患者讲解幻觉的基本知识，使其了解幻觉的性质及对当事人的影响，从而以科学态度对待幻觉。

（2）妄想的护理。

1）运用"以人为本"理念，建立信任关系，获得完整的妄想内容。妄想状态的患者大多意识清晰，智能完整，自知力缺乏，拒绝住院治疗。有被害妄想的患者，可能会将医务人员也牵扯进来，认为医院参与了对其迫害活动，因而敌视医务人员。有的患者由于其妄想内容荒诞离奇，曾遭他人嘲笑，因而不再轻易暴露思想活动。还有的患者认为其思想高度机密，害怕泄露授人把柄，故而心思缜密。护理这些患者，要信守以人为本的理念，深入病房，多与其交谈，从关心日常生活入手，询问饮食起居，了解兴趣爱好，谈论患者感兴趣的话题，多认同、多支持，尽量解决其合理需求，使其感到被尊重、被信赖，逐渐解除其戒备、顾虑之心，取得患者信任从而建立融洽的护患关系。在这样的关系基础上，还要注意沟通方法：询问不可唐突，要有铺垫，不要轻易提及敏感内容；不要轻易评论，更不可争辩、反驳或批评；灵活运用沉默、内容反映、共情等倾听技巧等。通过这些方法引导患者的情绪表达和思想暴露。

2）根据症状和妄想内容，对症护理。对新入院又情绪不稳、有冲动伤人或自伤、逃跑意图的患者，应安置在重症监护室，专人看护。当出现明显的情绪症状或冲动先兆时，要及时采取防范措施，防止意外发生。

被害妄想患者常常不安心住院，拒绝治疗，甚至自伤、伤人、毁物或逃跑。护理这样的患者，要有耐心，多讲道理，并适当限制其活动范围。有的患者认为饭里有毒，护理人员可采用集体进食的方式，让患者任选饮食，也可以让别人先吃一口，以解除患者的疑虑。要特别观察其情绪与行为变化，防止其伤人或逃跑。

罪恶妄想患者认为自己罪大恶极，不配活着，情绪低落，为了"赎罪"，常常低头下跪，不断检讨，捡拾剩菜剩饭，勤奋劳动，别人要他干什么就干什么，严重者甚至出现自残、自杀。护理人员应多加关心，劝喂进食或将饭菜混拌以诱导进食，限期休息防止过劳，密切观察病情变化，防止其自残、自杀事故发生。

疑病妄想患者常认为自己患有不治之症，并有许多躯体不适主诉，严重者认为脏器腐烂了，身体只剩下躯壳了。对此类患者，护理人员态度要温和耐心，细听其倾诉，同情其感受，督促其进食，必要时给予暗示治疗。

关系妄想患者总觉得周围的人和事与己有关，是针对自己的，且牵连的范围不断拓宽。护理时言谈要谨慎，不要在患者面前讲悄悄话，不要与其争辩理论，更不要拿其症状开玩笑。要了解其牵连的广度和深度，注意保护被牵连者。嘱咐周围人注意自己的言行，尽量避免成为被牵连者，注意自身安全，防止因关系妄想而受到攻击。

4. 躯体移动障碍——木僵的护理

（1）木僵是较深的精神运动性抑制状态，表现为不语不动、不进食、不排便，面无表情，身体长时间保持一固定姿势，如"空气枕头""蜡样屈曲"等。有时患者可突然出现冲动行为，动作杂乱、做作或带有刻板性，此即紧张性兴奋。患者意识清晰，能感知周围所发生的事情，有些患者康复后能回忆木僵中的情况，因此要执行保护性医疗措施，避免不良刺激，不要在患者周围谈论不利于患者的事情。

（2）注意保护患者。应将患者安排在单独房间或隔离病房，防止其他患者干扰和伤害；注意观察患者的病情变化，当由木僵状态转入紧张性兴奋状态时，要防止冲动伤人等意外事件发生。

（3）有的木僵患者可在夜深人静时主动进食或如厕，护理人员可在床旁准备食物和手纸，提供"方便"，在其行动时不要惊扰患者。

（4）对长期木僵卧床患者，要做好口腔护理、大小便护理、皮肤护理。要经常按摩及活动肢体，防止压疮、肌肉萎缩，并保持肢体于功能位。

5. 不合作的护理

（1）关心、尊重患者，与患者建立良好的护患关系，获得其信任，加深了解。

（2）运用沟通技巧，引导患者表达其思想与情感。

（3）在条件许可情况下满足其合理要求。

（4）巧妙实施健康教育，如给其他患者做健康教育，让其在旁边听，促使患者对疾病有正确认识。

（5）给药时要监督患者服下，防止暗藏药物。

（6）密切观察病情变化，防止冲动伤人、逃跑等意外发生。

6. 暴力行为的护理和危险、意外事故的预防

（1）凡处于急性兴奋状态，有冲动行为的患者，应安置在单人房间，派专人护理，必要时可用约束带暂行保护性约束。

（2）密切观察病情变化，加强巡视，不让其他患者前来招惹，保持病房安静，收拾起可能被用来伤人的器物。

（3）对攻击性很强的患者，可由两人或多人前去护理，一人实施护理，其他人从旁协助并作安全防护，不使用刺激性语言，避免动作力度过大导致误解。

（4）加强安全检查，防止意外发生。一切危险物品应妥善保管，防止遗失。凡可藏身之处，如门后、床下、厕所、浴室等，应不时巡查，以防患者自缢或溺水。严格执行发药和药品管理制度，严防患者藏药。密切观察病情，及时发现患者自伤、伤人先兆。

（5）做好生活护理，督促饮水进食，保证睡眠和休息。当患者兴奋吵闹很长时间后突然安静入睡，要防止衰竭等意外情况发生。

7. 生活自理能力缺陷的护理

（1）对生活懒散或生活不能自理的患者，与其共同制订生活技能训练计划，督促患者按计划实施。

（2）用行为疗法如代币疗法鼓励患者自理生活，促使形成良好的生活习惯。

（3）鼓励参加文娱活动、劳动技能训练，延缓精神衰退进展。

（4）引导患者树立生活目标，激发生活动力，提升自尊水平。

（5）对严重生活不能自理患者，护理人员应在饮食、卫生等日常生活方面予以协助。

8. 社交孤立的护理

（1）与患者共同制订社交技能训练计划，计划要切合患者的实际，一旦制订就要督促实施。

（2）可配合代币疗法强化患者在社交方面的进步。

（3）护理人员主动与患者沟通，认真倾听，积极回应，表达关注，态度平等尊重。

（4）鼓励患者积极参加文体活动、劳动技能竞赛，训练其沟通与表达能力。

9. 语言沟通障碍的护理

（1）对沉默不语或思维贫乏患者，要密切观察其非言语行为，分析其意图；护理人员要多引导患者说话，鼓励其表达。

（2）对思维破裂患者，要耐心倾听，不能让外界环境转移其注意力，鼓励患者把话说完；护理人员表达要简单明了，语句宜短。

（3）对文化程度低或方言重的患者，不要嘲笑，尽量用通俗易懂的词句或对方能听得懂的方言与其交谈。

（4）引导、鼓励沉浸于白日梦状态的患者积极参与文娱活动，将其注意力转移到现实生活中来，并锻炼其言语表达能力。

10. 常识缺乏的护理

（1）重视健康宣教。宣传讲解精神分裂症的性质、发病原因、主要临床表现、治疗方法、预后与转归，告诉患者精神分裂症具有反复发作倾向，急性期之后需要进行较长时间的维持治疗，一般首次发作需维持治疗 1～2 年，第二次或多次发作维持治疗时间更长一些，甚至是终身服药。维持治疗对于减少复发或再住院具有肯定作用。

（2）告诉患者社交训练、生活技能训练对回归社会的重要性。

（3）宣传精神疾病、精神科药物对优生优育的影响，以及怀孕前后服药方法。

（4）宣传心理卫生知识，以及出院后面临社会歧视、生活压力等困境时如何自我调节与应对。

五、护理评价

精神分裂症患者的护理，可从以下几方面评价：

（1）患者能否正常或被动进食，有无营养不良发生；睡眠情况如何。

（2）是否主动接受治疗，药物依从性如何。

（3）患者是否安全度过木僵阶段及其他意志行为抑制阶段。

（4）患者精神症状是否改善；自伤、伤人、自杀、逃跑的动机是否消失。

（5）患者自知力的恢复情况。

（6）患者的社交能力、社会适应能力是否得到改善。

六、健康教育

健康教育对精神分裂症患者、家属及其他照顾者都是有益的，了解并有效地解决患者环境中的压力。

（1）对患者及其家属进行有关疾病的教育。使患者认识到继续维持抗精神病药物治疗，对防止病情复发的重要性。按时门诊复查，服从治疗，坚持服药。并对患者及其家属解释药物可能出现的不良反应，以便能在出现问题时做出简单的医学处理。

（2）指导或帮助患者掌握应对社会环境压力的方法。争取社会的支持，以减少或消除复发因素。

（3）鼓励患者参加综合康复活动，加强工娱治疗，以巩固疗效，逐步与社会现实接近，力争达到回归社会的目的。

（4）加强心理护理。提高患者的认识，其内容包括：①教育患者正确对待及处理生活中的事件，适应并正确处理与己有关的社会因素。②努力克服性格中的缺陷，保持良好的人际关系。③保持合理而有规律的生活习惯，注意劳逸结合，合理用脑及参加适当的体力劳动。

（5）帮助患者及其家属了解病情波动、复发的早期症状，以便及时就医。同时，让患者家属了解精神分裂病程发展及预后情况，了解患者临床治愈后可能面临的问题和困难（如经济问题、个人问题、就业问题等），为患者尽快回归社会做好准备。

第五节　精神活性物质所致精神障碍的护理

精神活性物质所致精神障碍是指与精神活性物质（简称物质）相关的精神障碍。

一、护理评估

1. 收集主观资料

（1）对阿片类物质依赖者，评估患者滥用阿片物质的开始剂量及目前剂量、使用方式、持续时间。

（2）评估患者有无流泪、流涕、焦虑、烦躁、自伤、易怒、躁动等戒断综合征的表现。

（3）收集新型毒品滥用者的剂量、方法、品种等，观察有无急性中毒症状，躯体依赖的程度和心理渴求感。

（4）评估患者有无被害妄想、嫉妒妄想、兴奋躁动等。

（5）对酒精依赖者，评估其饮酒种类、饮酒量、每日饮酒次数。

（6）是否为规律性饮酒或无节制性饮酒，有无晨饮或周期性饮酒。

（7）是否有兴奋躁动、情绪抑郁、冲动、伤人、毁物、幻觉、妄想、定向力障碍及意识障碍等。

（8）有无急性中毒症状及戒断综合征的表现。

2. 评估客观资料

（1）评估患者的一般状况。如职业、文化程度、婚姻状况等。

（2）体格检查。生命体征测量、身体状况、有无外伤等。

（3）评估患者的精神状态。情绪是否平稳、接触是否合作、有无消极言语行为等。

3. 相关因素

（1）对阿片类物质依赖者，评估其服用阿片类物质的相关原因。①是否因为好奇心驱使；追求刺激；受家庭成员或朋友影响。②是否心理压力大；经受了失败与挫折。③由于疾病需要；使用阿片类物质后产生依赖所致。

（2）对新型毒品依赖者，评估其滥用毒品的相关因素。①是否因交友不慎、追求刺激。②是否因家庭冲突、社会压力。③是否为了减肥使用毒品，以至于无法摆脱。④评估患者家属是否有物质滥用史等。

（3）对酒精依赖者，了解患者有无负性生活事件及相关原因。①患者是否经受了挫折与失败。②饮酒是为了减轻心理压力，还是为了缓解抑郁心境。③是否终日沉溺饮酒；有无因饮酒而产生的负罪感、自卑感及自我放纵等。④是否丧失了对家庭和社会的责任和义务；家庭成员有无嗜酒史。⑤家庭成员对患者的态度，是否能提供有效的支持等。

二、护理诊断

（1）焦虑。与个人应对无效、戒断症状、觅酒、觅药行为有关。

（2）意识障碍。与药物使用过量、戒断反应有关。

（3）营养失调，低于机体需要量。与消化系统功能障碍、食欲下降有关。

（4）有对自己或对他人施行暴力行为的危险。与兴奋躁动及幻觉、妄想及觅药行为有关。

（5）生活自理缺陷。与生活能力受损、认知功能障碍有关。

（6）睡眠形态紊乱。与异常的行为模式及戒断反应有关。

（7）家庭应对无效。与患者嗜酒或吸毒后和家庭成员关系紧张、恶化有关。

三、护理目标

（1）患者能控制自己的情绪和行为，未出现觅药、觅酒行为。

（2）急性中毒患者保持生命体征平稳，未出现并发症。

（3）患者能规律进餐，摄取能量，躯体营养情况得到改善。

（4）患者能够认识幻听、妄想，自觉加以控制，未出现暴力冲动行为。

（5）患者逐渐改善与家人的关系，得到家人的谅解与支持。

（6）患者能够积极配合治疗，消除戒断症状，改善情绪和睡眠。

（7）患者能认识有害物质，指出自身的问题。

四、护理措施

1. 安全护理

护理人员为患者提供良好的住院环境，确保病房安全和患者的安全。做好对患者和家属的安全教育，严格执行安全检查和探视制度，杜绝各类精神活性物质流入病房。对严重冲动、躁动的患者可采取约束或临时隔离，并有专人护理，避免伤人毁物。

2. 治疗护理

可参照精神科药物护理常规。护士应严格执行三查八对，督促患者口服药到胃，防止藏药。阿片依赖者用美沙酮治疗时，按照麻醉药管理规定，严格交接班，确保患者按时按量服药。

3. 生活护理

在戒断治疗期间，对于生活不能自理的患者，护士应及时给予帮忙。加强基础护理，如口腔护理、饮食护理、睡眠护理等，及时更换污染的床单、被服、衣服，保证给患者创造清洁舒适的治疗环境。

4. 心理护理

护士对患者进行个别心理护理和小组心理护理，给予患者心理疏通、心理干预，及时发现患者的情绪变化，引导患者安心住院，积极配合治疗和护理，顺利完成临床脱毒治疗。

5. 精神症状护理

急性期患者可出现中毒性精神障碍，精神症状的护理可参照精神疾病的护理常规，护士要认真观察患者病情，区分中毒症状和精神症状，防止患者冲动伤人，消极自杀，确保患者安全。

6. 康复期护理

对病情好转和即将康复的患者，护士应帮助制订近期计划和目标，帮助患者争取其家庭的支持和关心，切断瘾药来源和与供药者的来往，以巩固疗效，防止复发。对于即将出院患者，护士要告知患者按时服药，定期来院复诊，并将进行电话随访。

7. 构建良好护患关系

良好的护患关系是患者配合治疗的关键所在。护士不歧视患者，尊重患者的人格，既不随意迁就患者，又要满足其合理需求。护士要有耐心和爱心，经常和患者沟通交流，鼓励患者树立信心和勇气，配合医护人员戒除精神活性物质，成功地回归社会和家庭。

8. 开展工娱治疗

包括引导式教育、文体治疗、音乐治疗、书法治疗、生物反馈治疗等，提高患者对疾病的认知，使患者充分认识精神活性物质的危害，主动拒绝滥用毒品或酒精。护士向患者和家属开展健康教育，宣传精神活性物质对个人、社会带来的巨大危害，帮助患者应对戒断期间出现的各种不良反应。

9. 药物过量的护理

立即抢救，保持呼吸道通畅，监测生命体征，必要时施行心肺复苏。给予洗胃、催吐，使用拮抗剂。建立静脉通路，尽快使用纳洛酮催醒。使用利尿剂，保持水、电解质平衡。供给能量，心电监护。做好吸痰、吸氧护理，生活护理，防止并发症。

五、护理评价

（1）患者能否有效控制自己的情绪和行为。

（2）急性中毒患者的生命体征是否正常，是否出现并发症。

（3）患者经过良好护理后营养状况是否有显著改善。

（4）患者的精神症状和戒断症状是否得到控制。

（5）患者和家庭成员的关系是否得到改善，是否能主动承担社会责任。

（6）患者的认知和睡眠状态是否改善。

（7）患者是否能正确认识有害物质，能否自觉抵制觅取精神活性物质。

第六节　心境障碍的护理

一、躁狂症护理

（一）护理评估

1. 主观资料评估

（1）认知活动。①评估患者有无语速加快，思维活动增多，不断出现新的概念，精神活动受到外界环境影响而随境转移；②有无自我评价过高，认为自己的权力至高无上，非常富有，夸大观念和妄想，有无在夸大妄想的基础上派生出被害或关系妄想；③有无自知力；④主动和被动的注意是否增强，并维持时间很短。

（2）情感活动。①评估患者有无自我感觉很好、有感染力；②有无情绪高涨且不稳定、容易发怒、蛮不讲理、容易和他人发生矛盾。

（3）意志活动。①评估患者有无精力旺盛、不知疲倦、意志活动增多、整日忙碌；②有无爱管闲事，常和他人发生冲突；有无花钱无度，将物品慷慨送人；③有无爱接触异性或喜欢谈与性有关的话题，甚至有性攻击行为；有无穿着打扮不得体，过分招摇；④有无自我照顾能力下降。

2. 客观资料评估

（1）心理社会方面。①评估患者是否能和周围人和平相处，人际关系是否融洽；②评估患者生病前性格特征及受教育状况、家庭经济状况、工作环境及社会支持系统对患者的影响。

（2）躯体方面。①评估患者有无因食量少、不能安静进餐导致体重下降；②有无口唇干燥、便秘；③有无因交感神经兴奋所致的面色红润、瞳孔轻度扩大、心率加快等；④有无入睡困难、易醒。

（3）个人及家族史方面。①评估患者既往病史，精神是否受到过刺激；②家庭成员中有无精神障碍者，有无药物过敏史等；③对女患者还需要询问月经史，本次发病与月经周期是否有关系等。

（4）治疗用药情况。评估患者以前的治疗及用药情况，有无药物不良反应等。

（5）实验室及其他辅助检查。血、尿、便常规检查，生化检查，心电图检查，脑电图检查及 CT 检查结果是否异常。

（二）躁狂症的护理诊断

（1）营养失调。低于机体需要量与活动增多、体力消耗增加及不能安静进食致营养摄入不足有关。

（2）有暴力行为的危险。与情绪不稳、易发怒及自控能力下降有关。

（3）思维过程改变。思维奔逸与思维联想加速致不能进行正确的分析判断有关。

（4）睡眠形态紊乱。与高度兴奋致入睡困难、易醒有关。

（5）生活自理缺陷（沐浴、更衣、修饰）。与严重兴奋状态致没有时间处理个人卫生有关或与认知功能改变致不能进行恰当的修饰有关。

（6）个人应对无效。与判断能力下降及自我感觉良好致不适当的应对方法有关。

（7）人际关系障碍。与思维过程改变不能恰当处理人际关系有关。

（8）自理缺陷。与异常兴奋有关。

（9）有体液不足的危险。与用锂盐治疗，造成钠离子排泄异常、电解质失衡有关。

（三）躁狂状态的护理目标

（1）患者在住院期间不发生因行为不当造成的人与物的损害，能够正确控制自己的情绪。

（2）患者能主动正常进食，保证营养及水分的正常摄入。

（3）患者能正确处理与周围人的关系。

（4）患者及其家属能掌握疾病的相关知识及相关处理方法。

（5）患者能定期沐浴更衣，保持个人卫生并恰当进行修饰。

（6）患者能接受持续的治疗及定期进行相关检查。

（7）患者能正确认识和分析自己病中的表现，恢复对所患疾病的认识能力，主动配合治疗。

（四）躁狂发作的护理措施

1. 提供安全及安静的环境

提供安全、安静的环境对于躁狂患者有着十分重要的作用。护理人员在安置患者时，应将患者安置于整洁、安静、舒适的房间，以便稳定患者的情绪。相同症状的患者切勿安置在同一病室，防止相互干扰。房间的室内物品应色彩淡雅并简单适用，不要放置易造成患者受伤的物品。

2. 保证治疗的顺利进行

很多患者认为自己没病，不愿接受治疗，因此，护士要经常与患者进行沟通，针对不同的患者采取不同的措施协助患者按时用药。在用药期间应密切观察用药后的不良反应，尤其是服用碳酸锂的患者。因为碳酸锂的治疗量和中毒量很接近，所以除了密切观察患者

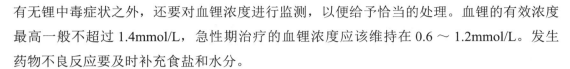

有无锂中毒症状之外，还要对血锂浓度进行监测，以便给予恰当的处理。血锂的有效浓度最高一般不超过 1.4mmol/L，急性期治疗的血锂浓度应该维持在 0.6 ～ 1.2mmol/L。发生药物不良反应要及时补充食盐和水分。

3. 保证营养及水分的摄入

患者应进食高蛋白、高热量、高维生素且易消化的食物，食物应色、香、味俱佳，以增进食欲，并采取少量多次进食的方法。对于不能安静进餐的患者，护理人员可将其安置在安静舒适的环境中单独进餐。

4. 做好睡眠护理

要减少环境对患者的干扰，为患者创造良好、舒适、安静的睡眠环境。室内灯光宜暗，工作人员应做到走路轻、说话轻、开门轻、操作轻。

5. 个人卫生护理

每日督促、鼓励、帮助患者进行洗漱、沐浴、更衣、修饰，保证患者良好的精神面貌。

6. 鼓励参加有益的活动

让患者做广播体操、跑步、打太极拳或根据患者的兴趣爱好制订娱乐活动计划，并对患者在活动中取得的成绩进行表扬。

7. 心理护理

患者入院时护理人员应热情接待，言语亲切，态度和蔼，应有耐心、细心，有强烈的责任感和同情心，要理解患者、尊重患者，禁止使用粗俗、无理、谩骂、侮辱等语言，逐渐与患者建立良好的护患关系。当患者和其他患者发生冲突时，护理人员应沉着冷静、避免激惹。不用责备的态度，应婉言相劝，尽量使患者安静下来。对患者提出的不合理要求应加以限制，对合理的要求应给予满足。

二、抑郁症的护理

（一）抑郁症护理评估

1. 主观资料评估

（1）认知活动。①评估患者有无思维迟缓、自感记忆力减退、注意力不集中；②有无自卑、无助无望、悲观消极和自责、自罪、自杀的认知障碍的"三联征"；③有无关系妄想、被害妄想；④评估患者对自己疾病的认识程度。

（2）情感活动。①评估患者有无情绪低落、各种兴趣减退；②有无悲观失望、孤立无助、忧心忡忡、长吁短叹、自责自罪；③有无抑郁心境和低落情绪、有无典型的晨重晚轻的特点。

（3）意志活动。①评估患者有无动作缓慢、不想做事、生活被动或终日卧床；②有无回避社交、不喜欢与人交往；③有无意志活动减少，平时感兴趣的活动也不想参加；④有无不愿料理个人卫生；⑤有无严重的自杀自伤行为；⑥有无早醒等。

2. 客观资料评估

（1）心理社会方面。①评估患者社会交往能力是否下降；②生病前性格特征及受教育状况、家庭经济状况、工作环境及社会支持系统对患者的影响。

（2）躯体方面。①评估患者有无体重增加或明显下降；②有无心悸、胸闷、食欲减退、胃肠道不适、疲惫无力、性功能减退等。

（3）个人及家族史方面。①评估患者既往病史、家族史、有无药物过敏史等；②对女患者还需要询问月经史，本次发病与月经周期是否有关系等。

（4）治疗用药情况。评估患者以前的治疗及用药情况，有无药物不良反应等。

（5）对疾病的认识。评估患者有无自知力及损害程度。

（6）实验室及其他辅助检查。血、尿、便常规检查，生化检查，心电图检查，脑电图检查及 CT 检查结果是否异常。

（二）抑郁症的护理诊断

（1）有自杀、自伤的危险。与悲观消极、自责自罪、抑郁心境有关。

（2）营养失调。低于机体需要。与情绪低落致食欲下降及木僵状态有关。

（3）睡眠形态紊乱。与悲观失望、严重悲观情绪致心烦意乱有关。

（4）思维过程改变。思维活动迟缓。与认知功能改变有关。

（5）社交孤立。与情绪低落及严重自卑、不愿与人交往有关。

（6）生活自理缺陷。与严重抑郁、缺乏兴趣而不主动料理生活有关。

（7）长期自尊低下。与悲观情绪、自罪有关。

（三）抑郁状态的护理目标

（1）患者在住院期间不发生自杀、自伤行为，并能向医护人员表达自己的感受。

（2）患者在不服用药物的情况下睡眠能逐渐得到改善，最终睡眠正常。

（3）患者出院前能主动参与病区集体活动，恰当处理人际关系。

（4）患者能正常进食，保证营养及水分的正常摄入。

（5）患者能正确认识自己，增进自我价值感。

（6）患者恢复对疾病的认识能力，熟悉应对疾病复发及药物不良反应的方法。

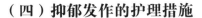

（四）抑郁发作的护理措施

1. 预防患者自杀的护理

抑郁症患者常有的自杀倾向、自杀观念和自杀行为是最严重、最危险的症状，因此要密切观察。患者的自杀行为常较隐蔽，往往要经过周密的计划后实施。有的患者为达到目的假装病情好转，以避免他人的过多关注。具体护理措施如下。①工作人员应加强责任心，保持高度警惕，密切注意患者的动向，每 10～15 分钟要观察一次，做到让患者不离视线。尤其要掌握抑郁症患者抑郁心境昼重夜轻的特点，在凌晨、交接班时及节假日工作人员减少的情况下，严加防范，以防不测。②观察患者有无行为突然改变或情绪突然好转等自杀先兆。③将患者安置在护理人员易观察的病室，室内光线应明亮、温度适宜，房间的色调应以暖色为主，安静、安全，可适当配以鲜花，以调动患者的情绪，减轻其心理压力。室内物品应简单适用，不要放置易造成患者伤害的物品，以免患者用作自杀、自伤的工具。④患者服药时，应加强管理，要发药到口，以免患者藏药、自杀。测体温时，体温计不能离开护士的视线，防止患者吞咬体温计。⑤同时应加强病房安全管理，定期进行安全检查及危险物品的收集，防患于未然。

2. 保证营养及水分的正常摄入

患者的饮食与抑郁症状有很大的关系，护士要了解患者不吃东西的原因，如自责自罪的患者认为自己不配吃饭，或以绝食来达到饿死的目的，或疑心别人害自己不敢进食等。护理人员应针对患者的症状，鼓励其进食或喂食。为患者选择的饮食应为高蛋白、高热量、高维生素、易消化的食物，每日进食要少量多次，食物应色、香、味俱佳，以增进食欲。当患者在劝说下仍拒食时应给予鼻饲牛奶或高营养的混合液，每次至少 400mL，同时每日保证有 1500mL 水分摄入。

3. 保证大小便通畅

患者常出现便秘，因此应鼓励患者多饮水，多吃水果、蔬菜，参加集体活动，以增进肠蠕动，减少便秘，仍无法解决便秘时可使用缓泻剂，必要时灌肠。

4. 睡眠护理

要为患者创造一个良好的睡眠环境，室内应保持安静，光线要暗，床铺舒适、清洁。教会患者松弛术，使者易于入睡。切勿让患者饮用浓茶、咖啡等易引起兴奋的饮料。

5. 个人卫生护理

要根据个人情况，鼓励、帮助患者洗漱、沐浴、更衣、修饰，定期理发、刮胡子、修剪指甲等。保持患者良好的精神面貌，增加其对生活的兴趣。在为患者进行理发、刮胡子时，对使用工具应严加管理，严防患者用于自杀、自伤。

6. 鼓励患者参加有益的活动

让患者做广播体操、唱歌、拔河或根据患者的兴趣爱好制订娱乐活动计划。患者在病情得到缓解后可在工作人员带领下，参加外出的郊游活动等，以陶冶情操，缓解内心的紧张。

7. 帮助患者提高自尊心，建立正性认识

抑郁症患者多因自卑而对自己或事情产生负性情感。护理人员要多鼓励患者、帮助患者树立自信心，增加正性情感。用以前的成绩、优点增加其正向看法，与患者共同确定目标，克服其性格弱点。

（五）护理评价

（1）患者的饮食、睡眠、活动、人际关系、与人沟通情况是否改善。

（2）患者是否发生容易冲动、伤害别人、自伤自杀等危险行为。

（3）患者的性行为是否符合社会规范。

（4）患者及家属对本病是否了解，能否了解常用药物的不良反应。

第六章 传染病的护理

传染病的护理诊断与措施是专科护理中的一个重要部分，由于传染病起病急、症状重、病情复杂多变、容易发生并发症，特别是具有传染性，因此，传染病的常见护理诊断与护理措施在传染病的治疗和预防中是十分重要的。本章主要论述了病毒感染性疾病、细菌感染性疾病、其他感染性疾等传染病的护理，重点突出了护理要点及包括心理护理在内的健康教育。

第一节 病毒感染性疾病的护理

病毒性感染是由于病毒引起的传染病，该类疾病的病毒能够在人体内寄生、繁殖且会致病。病毒性感染的临床症状主要表现为发热、头痛、全身不适等全身中毒症状，以及病毒寄主和侵袭组织器官导致炎症损伤而引起的局部症状。

一、病毒性肝炎的护理

病毒性肝炎是由多种肝炎病毒引起的、以肝脏损害为主要表现的一组全身性传染病。

（一）护理诊断

（1）活动无耐力。与肝脏功能受损、能量代谢障碍有关。

（2）营养失调。与食欲减退、摄入减少、呕吐、消化和吸收功能障碍有关。

（3）焦虑。与隔离治疗、病情反复、久治不愈、担心预后等有关。

（4）潜在并发症。出血、肝性脑病、继发感染、肝肾综合征等。

（二）护理目标

（1）活动耐力较前增强，生活能自理。

（2）食欲好转或恢复，体重增加并维持在正常范围内。

（3）焦虑减轻。

（4）无并发症。

（三）护理措施

1. 隔离

甲型、戊型肝炎自发病之日起进行消化道隔离 3 周；急性乙型肝炎进行血液（体液）隔离至 HBsAg 转阴；慢性乙型和丙型肝炎患者应分别按病毒携带者管理。

2. 生活护理

（1）休息与环境。急性肝炎、重型肝炎、慢性活动期、ALT 升高者应卧床休息，休息可减少患者能量消耗，降低机体代谢率，减轻肝脏代谢的负担；增加肝脏血流量，促进肝细胞的修复和再生，有利于炎症的恢复；可改善腹水和水肿；充足的睡眠还可增加糖原和蛋白质的合成。根据疾病的不同时期而指导患者休息：①急性肝炎：在发病 1 个月内，除进食、洗漱、排便外，患者应安静卧床休息，待症状好转、肝功能改善后，可指导其逐渐增加活动，以不感疲劳为度。②慢性肝炎：宜根据病情和肝功能的状况指导患者合理安排休息，活动期应静养，稳定期指导患者逐渐增加活动量，以不感疲劳为度。③重型肝炎：患者应绝对卧床休息，做好口腔和皮肤的护理。

（2）饮食护理。合理的饮食可改善患者的营养状况，促进肝细胞再生和修复，有利于肝功能恢复。对各型肝炎患者均应戒烟和禁酒，因乙醇中的杂醇油和亚硝胺可使脂肪变性、解毒功能降低和致癌，即使少量饮酒亦可加重肝损害；烟草中因含有多种有害物质，能损害肝功能，抑制肝细胞生成和修复。①急性期患者：宜进食清淡、易消化、含多量维生素的可口饮食，如米粥、菜汤、清肉汤、豆浆、蛋羹等，并多吃水果和新鲜蔬菜、豆类、猪肝、牛奶、胡萝卜等；保证足够热量，给予碳水化合物 250 ～ 400g/d，患者食欲差时，可静脉输入 10% 葡萄糖溶液加维生素 C；给予适量蛋白质 1.0 ～ 1.5 g/（kg·d），以营养价值高的动物蛋白为主，如鸡蛋、瘦肉、鱼类等；应适当限制脂肪的摄入，避免诱发脂肪肝；伴腹胀时还应注意减少牛奶、豆制品等产气食品的摄入；病情好转、食欲改善后应少食多餐，避免暴饮暴食防止营养过剩。②慢性肝炎患者：饮食宜适当的高蛋白、高热量、高维生素且易消化的食物，给予适量蛋白质 1.5 ～ 2g/（kg·d），以营养价值高的动物蛋白为主，避免高糖、过高热量和饮酒，以防止发生糖尿病和脂肪肝。③重症肝炎患者：给予低脂、低盐、高热量、高维生素、易消化的流质或半流质，有肝性脑病先兆表现者，限制或禁止蛋白质摄入，每日蛋白质应少于 0.5g/kg 为宜，以减轻肝脏负担，避免诱发肝性脑病；合并腹水、少尿者，应给予低盐或无盐饮食，钠限制在 500mg/d（氯化钠 1.2 ～ 2.0g），进水量不超过 1000mL/d，以减少体内水、钠潴留。

3. 病情观察

（1）重点观察消化道症状，乏力是否进行性加重，黄疸变化情况，肝浊音界变化等。

（2）生命体征的观察：观察体温、脉搏、呼吸、血压、神志（定向力）变化，发现异常情况及时处理。

（3）并发症的观察：如出现性格改变、行为异常、狂躁不安、意识障碍提示肝性脑病；出现牙龈出血、鼻出血、皮肤淤斑、呕吐咖啡样液体或解柏油样大便考虑出血倾向；

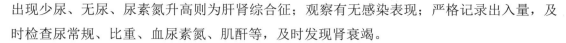

出现少尿、无尿、尿素氮升高则为肝肾综合征；观察有无感染表现；严格记录出入量，及时检查尿常规、比重、血尿素氮、肌酐等，及时发现肾衰竭。

4. 用药护理

遵医嘱使用改善和恢复肝功能的药物、降酶药、免疫增强剂、抗肝纤维化药、抗病毒药物等。

（1）改善和恢复肝功能的药物。常用药有：非特异性护肝药，如各种维生素、葡醛内酯（肝泰乐）、还原性谷胱甘肽等；降酶药，如甘草酸二铵、垂盆草、五味子制剂等。

（2）免疫增强剂。常用药物有胸腺素、胸腺肽等。胸腺肽每天 100 ～ 160 mg，静脉滴注，3 个月为一疗程。胸腺肽 α，每次 1.6mg，皮下注射，每周 2 次，6 个月为一疗程。不良反应有一过性低热，少数患者可有头晕、乏力、口干等。

（3）抗肝纤维化。主要有丹参、冬虫夏草、核仁提取物、γ - 干扰素等。

（4）抗病毒治疗。干扰素 α（IFN-α）：可用于慢性乙型肝炎和丙型肝炎的抗病毒治疗。治疗慢性乙型肝炎时，普通干扰素推荐剂量为每次 5MU，每周 3 次，皮下或肌内注射，疗程 1 年；聚乙二醇干扰素每周 1 次，疗程 1 年。治疗慢性丙型肝炎时联合利巴韦林可提高疗效。核苷类似物：主要用于乙型肝炎的抗病毒治疗。常见的药物有拉米夫定，每天 100mg，每天 1 次口服。替比夫定，600mg，每天 1 次口服。其他核苷类药物有阿德福韦、恩替卡韦等。不良反应主要有头痛、疲乏、胃痛、腹泻等，偶见过敏反应。

5. 对症护理

（1）黄疸的护理。患者出现黄疸时应卧床休息，注意观察黄疸的变化。保持皮肤清洁，剪短指甲，嘱患者不要搔抓皮肤，以免皮肤破损引起感染和皮下出血。用温水清洗皮肤，忌用刺激性的洗浴用品。

（2）腹水的护理。大量腹水患者应取半卧位。记录 24 小时出入量，限制水钠的摄入，定期测量患者的体重、腹围，监测尿量的变化，注意维持水、电解质、酸碱平衡。加强皮肤护理，防止压疮。

（3）腹胀的护理。观察患者腹胀的程度，避免进食产气的食物，如豆制品、牛奶等。协助患者在床上变换体位，鼓励患者在床上做肢体的屈伸活动。指导并协助患者进行腹部按摩，必要时遵医嘱行肛门排气。

（4）出血的护理。监测生命体征，严密观察患者出血的部位、表现、程度，及时发现新的出血及其先兆征象；监测血型、凝血酶原时间、血小板计数、血红蛋白，必要时备血。指导患者进食易消化的软食或半流质，禁食过硬、过于粗糙的食物，保持排便通畅，排便时不可以过于用力，以防腹压骤增而诱发颅内出血。便秘者遵医嘱使用开塞露或缓泻剂促进排便。遵医嘱使用维生素 K 等止血药物，给予新鲜血浆或凝血因子复合物补充凝血因子，使用 H_2 受体拮抗剂防止消化道出血，必要时使用生长抑素，慎用肝素。

（5）肝性脑病的护理。监测患者生命体征及瞳孔的变化，密切注意肝性脑病的早期征象，如患者的性格、行为异常，扑翼样震颤，观察患者思维及认知的改变，评估患者意识障碍的程度，定期复查血氨、肝功能、肾功能、电解质，若有异常应及时通知医生并协助处理。绝对卧床休息，专人守护，躁动患者防坠床等意外；肝性脑病时禁蛋白饮食，病情好转后予低蛋白饮食，如不能进食者可鼻饲流质；注意口腔、皮肤护理；保持大便通畅，忌用肥皂水灌肠。遵医嘱给予口服乳果糖、诺氟沙星等抑制肠道细菌；合理应用抗生素，微生态制剂，调节肠道微环境；用乙酰谷酰胺、谷氨酸钠、精氨酸、门冬氨酸钾镁降血氨；用左旋多巴纠正假性神经递质；用 20% 甘露醇和呋塞米快速静滴减轻脑水肿，注意维持电解质平衡。

6. 心理护理

细致地做好患者的思想工作，解除其不良情绪，保持积极乐观态度；可以举例介绍同类患者的治疗经过和预后情况等方式，鼓励患者树立信心；向患者讲明卧床休息可以减轻肝脏负担，有利于肝功能恢复；帮助患者解决困难，尽量满足患者的需求；解释隔离的必要性，使患者消除因隔离产生的焦虑情绪，并能配合隔离消毒的要求，做好个人卫生。

向患者说明医护人员穿隔离衣是为了保护自己和他人免受肝炎病毒感染。

（四）护理评价

（1）患者休息良好，患者体重恢复正常。

（2）患者能说出肝炎的防治知识，焦虑、恐惧情绪消失。

（3）未出现感染。

（4）未出现并发症。

（五）健康教育

1. 预防疾病指导

①告诉患者所患肝炎的类型、传播途径、隔离期、隔离措施、消毒方法及预防措施等。②甲肝和戊肝应预防消化道传播，患者和健康人之间应做好生活隔离，食具、茶具、生活用具严格分开；注意个人卫生，做好餐前、便后肥皂和流动水洗手。③乙肝、丙肝、丁肝主要应预防以血液为主的体液传播，凡接受输血、应用血制品、接受大手术等患者，应定期检测肝功能及病毒标记物，以便及时发现感染肝炎病毒所致的各型肝炎。④对患者用物及排泄物进行消毒。⑤密切接触者进行预防接种，如乙肝接触者及时接种乙型肝炎疫苗。

2. 对患者的指导

强调急性肝炎彻底治愈的重要性,讲述肝炎迁延不愈对个人、家庭、社会造成的危害,实施恰当的治疗计划,促进疾病早日康复;介绍各型病毒性肝炎的预后及慢性化因素:一般甲肝、戊肝不会发展为慢性肝炎,而其余各型肝炎部分患者可反复发作,发展为慢性肝炎、肝硬化甚至肝癌;反复发作的诱因为过度劳累、暴饮暴食、酗酒、不合理用药、感染、不良情绪等,应帮助患者分析复发原因,予以避免;急性肝炎患者病情稳定 1 年后方可结婚,已婚者 1 年内应节制性生活;慢性肝炎患者应节制性生活,女性患者不宜妊娠。

二、艾滋病患者的护理

艾滋病是获得性免疫缺陷综合征(AIDS)的简称,它是由人类免疫缺陷病毒(HIV)引起的一种严重的慢性致命性的传染病。

(一)护理诊断

(1)体温过高。与艾滋病各种机会性感染有关。

(2)恐惧与绝望。与预后不良、疾病折磨、缺乏社会支持等有关。

(3)营养失调。低于机体需要量 与长期发热、腹泻致消耗过多、食欲减退、进食减少、热量摄入不足有关。

(4)活动无耐力。与长期发热、消耗过多、体质虚弱等有关。

(5)组织完整性受损。与局部组织长期受压或卡氏肉瘤有关。

(二)护理目标

(1)体温降至正常。

(2)树立战胜疾病信心,养成良好情绪。

(3)食欲好转,体重增加。

(4)体力改善。

(5)无皮肤、黏膜破损。

(三)护理措施

1. 隔离

将患者安置在安静、舒适的隔离病室内,对艾滋病期患者在执行血液体液隔离的同时,还要实施保护性隔离治疗,以防止各种机会性感染的发生。患者的日常生活用品单独使用和定期消毒;家属接触被患者血液、体液污染的物品时,要戴手套、穿隔离衣、戴口鼻罩;处理污物或护理患者后一定要用肥皂仔细洗手。

2. 生活护理

（1）休息与环境。急性感染期和艾滋病期应绝对卧床休息，并协助患者做好生活护理，症状减轻后可逐步起床活动，适当进行一些力所能及的活动，使活动耐力逐步得到提高。

（2）饮食护理。给予高热量、高蛋白、高维生素、易消化的食物，并注意食物的色、香、味，少量多餐；创造良好的进食环境，鼓励患者摄取食物，以保证营养供给，增强机体抗病能力；不能进食者则给予鼻饲或遵医嘱予静脉高营养。定期评估患者营养状况和监测体重。

3. 病情观察

严格遵循医嘱给药，定期复查血象，当中性粒细胞低于 $0.5 \times 10^9/L$ 时，应及时报告医师处理；此外，长期用药还应注意是否出现耐药性，停药或换药后有无反跳现象。

4. 用药护理

遵医嘱使用抗病毒药物及治疗并发症的药物。

（1）目前认为治疗的关键是早期抗病毒，可以缓解病情和预防、延缓艾滋病相关疾病的出现，减少机会性感染和肿瘤的发生。至今无特效抗病毒药物，只能暂时抑制病毒复制，停药后病毒恢复复制。外周血 HIV 定量在 1000 拷贝/毫升以上、有症状或无症状、但 CD4+T 淋巴细胞低于 $0.5 \times 10^9/L$ 者，均应抗病毒治疗。抗 HIV 的药物有三大类。①核苷类似物反转录酶抑制剂：常用齐多夫定（ZDV）、双脱氧胞苷（DDC）、双脱氧肌苷（DDI）和拉米夫定（LAM）。②非核苷类似物反转录酶抑制剂：常用奈非雷平。抗病毒作用迅速，但易产生耐药株。③蛋白酶抑制剂：常用利托那韦、沙奎那韦、英地那韦等。

HIV 在抗病毒治疗过程中易发生突变，产生耐药性，通常联合用药。使用 ZDV 治疗的患者，严密观察其严重的骨髓抑制作用，早期可出现巨幼细胞贫血，晚期可有中性粒细胞及血小板减低，也可见恶心、头痛和肌炎等症状。应定期检查血象并做好输血准备。中性粒细胞低于 $0.5 \times 10^9/L$ 时，应及时通知医生。

（2）肺孢子菌肺炎者可用喷他脒或复方磺胺甲恶唑；卡波西肉瘤者可用 ZDV 与 α-干扰素联合治疗，或应用博来霉素、长春新碱、阿奇霉素联合治疗；隐孢子虫感染和弓形虫病可用螺旋霉素或克林霉素；巨细胞病毒感染可用更昔洛韦或阿昔洛韦；隐球菌脑膜炎可用氟康唑或两性霉素 B。

5. 对症护理

（1）发热的护理。与一般发热处理相同。

（2）疼痛的护理。取舒适体位，给予按摩等减轻疼痛，必要时可使用止痛药物。

（3）呼吸困难护理。密切观察临床表现及血气分析，给予吸氧等。

（4）腹泻护理。与细菌性痢疾患者的护理相同。

（5）皮肤护理。保持皮肤清洁卫生，注意防止皮肤破溃，特别是皮肤卡波西肉瘤处，已有破溃者则注意预防细菌感染。

6. 心理护理

艾滋病期患者健康状况迅速恶化，由于病情重、预后差，且无有效治疗方法，加之患者心理上的压力、身体上的痛苦、经济上的困难等，使其极易产生恐惧、焦虑、抑郁和悲观的心理；另可能担心把疾病传给家人或怕遭家人的遗弃而产生绝望或犯罪感。此外，其发病原因的特殊性，常易遭受人们的歧视，有时也难以得到亲友的关心和照顾，少数患者甚至有报复企图和自杀倾向。此外，社会上对 HIV 感染者的歧视态度也会殃及其家庭，其家庭成员也同样会背起沉重的心理负担。护理人员应充分尊重和理解患者，多与患者进行有效沟通，了解患者的需要和困难，满足其合理要求，并针对患者的心理障碍进行疏导，以解除患者的恐惧感，积极配合治疗；帮助患者正视现实，建立自尊和自信，为患者提供与其家属、亲友接触沟通的机会。尊重患者的人格，给予感染者和患者谅解、鼓励、关怀、同情和支持，帮助患者增加必要的联络。在获得更多的社会支持的同时，也要注意保护隐私，维护感染者和患者的利益、尊严和权利，并为他们提供有关信息及服务。

（四）护理评价

（1）活动能力是否增强。

（2）机会性感染是否减少。

（3）是否能严格执行隔离措施。

（4）恐惧感是否减轻。

（五）健康教育

1. 预防疾病的指导

广泛宣传艾滋病的预防知识，使群众了解其传播途径，以及采取自我防护措施进行预防的方法，特别应加强性道德教育，洁身自好，取消娼妓，禁止性乱交，提倡使用安全套，严禁吸毒，以预防艾滋病的传播。

2. 对患者的指导

进行有关艾滋病的知识教育。由于机体免疫功能低下，患者常因为机会性感染导致病情恶化，甚至死亡，应教给患者及其家属预防或减少机会性感染的措施。本病预后差，许多疗法及药物正在积极研制中，应使患者及其家属建立战胜疾病的信心，以配合医护人员进行治疗。对无症状的病毒携带者应嘱其每 3～6 个月做一次临床及免疫学检查，如出现症状随时就诊，及早治疗。

第二节　细菌感染性疾病的护理

细菌感染是指细菌在宿主机体内生长繁殖，与宿主相互作用，导致的不同程度的病理损害过程，是比较常见的一大类疾病，主要包括结核病、伤寒、细菌性痢疾、流行性脑脊髓膜炎、猩红热、百日咳、白喉、鼠疫、霍乱、炭疽、细菌性食物中毒等。细菌感染患者应注意日常卫生、环境护理，具有传染性的患者应注意做好隔离措施，避免造成大面积传播。

一、细菌性痢疾患者的护理

细菌性痢疾简称菌痢，是由痢疾杆菌引起的肠道传染病。临床主要表现为畏寒、高热、腹痛、腹泻、排黏液脓血便以及里急后重等。严重者可出现感染性休克和（或）中毒性脑病。

（一）护理评估

1. 健康史

评估患者有无不洁食物的摄入史或与细菌性痢疾患者的接触史等，询问患者既往有无细菌性痢疾病史。

2. 身体评估

潜伏期为 1～3 天（也有数小时至 7 天），按病情长短和临床表现分为急性和慢性两型。急性细菌性痢疾的自然病程为 1～2 周。

（1）急性细菌性痢疾。

1）普通型（典型）。起病急，高热，伴寒战，继之出现腹痛、腹泻和里急后重，大便每日 10 多次至数十次，量少，初为稀便，1～2 天后转为黏液脓血便，左下腹压痛及肠鸣音亢进。腹泻常持续 1～2 周缓解，少数患者可转为慢性。

2）轻型（非典型）。全身毒血症状轻，腹泻每日数次，稀便有黏液但无脓血，轻微腹痛而无明显里急后重。3～7 天后可痊愈，少数患者可转为慢性。

3）中毒型。2～7 岁儿童多见。起病急骤，病势凶险，突起高热，体温达 40℃以上，全身毒血症症状严重，可迅速发生循环及呼吸衰竭，可分为以下三型：①休克型（周围循环衰竭型）：较多见，表现为感染性休克，可出现面色苍白、皮肤花斑、四肢厥冷及发绀，并可出现心、肾功能不全的表现。②脑型（呼吸衰竭型）：较为严重，表现为脑缺氧、脑水肿，严重者可发生脑疝，患者出现烦躁不安、嗜睡、昏迷及抽搐，瞳孔大小不等，对光反应迟钝或消失，病死率高。③混合型：具有以上两型表现，为最凶险的类型，病死率极高。

（2）慢性细菌性痢疾。急性细菌性痢疾病程超过 2 个月病情未愈者，可分为以下三型：①慢性迁延型：急性细菌性痢疾发作后，长期反复出现腹痛、腹泻，大便常有黏液及脓血，伴有乏力、营养不良及贫血等症状。也可腹泻与便秘交替出现。②急性发作型：有慢性细菌性痢疾史，常因进食生冷食物、劳累或受凉等诱因引起急性发作，出现腹痛、腹泻、脓血便，但发热常不明显。③慢性隐匿型：1 年内有急性细菌性痢疾史，临床无明显腹痛、腹泻症状，大便培养有痢疾杆菌，乙状结肠镜检查肠黏膜有炎症甚至溃疡等病变。

3. 心理社会评估

评估患者是否因腹泻引起紧张、焦虑等心理反应，了解患者及家属对疾病的认知情况。

（二）护理诊断

（1）体温过高。与痢疾杆菌感染有关。

（2）组织灌注量改变。与痢疾杆菌释放内毒素导致微循环障碍有关。

（3）疼痛。与细菌毒素致肠蠕动增强、肠痉挛有关。

（4）腹泻。与痢疾杆菌引起的肠道病变有关。

（5）有窒息的危险。与惊厥有关。

（三）护理措施

1. 一般护理

（1）隔离与消毒。对患者实施消化道隔离至临床症状消失后 1 周或连续粪便培养 2 次（隔天 1 次）阴性为止。患者的呕吐物、粪便要随时消毒，食具、便具每天消毒 1 次。

（2）休息与活动。急性期应卧床休息，中毒性菌痢者应绝对卧床休息。待中毒症状消失，病情缓解后可下床活动，逐步增加活动量。慢性期应根据病情决定，以休养为主。

（3）饮食与营养。腹泻频繁伴呕吐时暂禁饮食，由静脉补充水分和热量。待病情好转后改为高热量、高蛋白、高维生素、清淡易消化的流质或半流质饮食，粪便正常后逐渐恢复正常饮食。避免生冷、油腻和刺激性食物。

（4）采集标本。在应用抗菌药物前粪便培养阳性率高，应采集新鲜含脓血大便，及时送检。中毒性菌痢患者，肠道症状不明显，可用肛拭子或灌肠洗液进行检查。

2. 病情观察

密切观察病情变化、监测生命体征，准确记录 24 小时出入液量。密切观察患者有无面色苍白、四肢发冷、皮肤花斑、脉细速、心率加快等周围循环衰竭的表现。当出现频繁惊厥、昏迷加深、口唇发绀、呼吸不规则时，应考虑脑水肿、脑疝和呼吸衰竭，应及时通知医生，配合抢救。

3. 对症护理

（1）高热的护理。监测体温，积极采取物理降温，如冰袋冷敷、温水擦浴等。也可用冷盐水灌肠以达到降温和清除肠内毒物的目的。必要时遵医嘱使用药物降温。

（2）腹泻的护理。观察并准确记录大便的次数、性状及量。进食清淡易消化的流质饮食，多饮水，不能进食者予以静脉营养。保持肛周皮肤清洁干燥，必要时可涂抹凡士林。

（3）循环衰竭的护理。①患者取平卧位或休克体位，适当保暖，给氧。②迅速建立两条或两条以上静脉通道，以保证输液通畅及药物及时使用。③严密监测血压、脉搏、呼吸。④保持病室安静，避免各种刺激，设专人护理。⑤准备好各种抢救药品和物品，积极配合抢救。⑥注意观察休克症状改善状况，要求达到四肢回暖、发绀消失、神志转清、面色转红、血压渐升，收缩压大于 90mmHg。

（4）呼吸衰竭的护理。保持呼吸道通畅，及时吸痰、吸氧。若有呼吸停止者，应配合气管切开、气管插管、给予机械通气。

4. 心理护理

急性菌痢患者往往因症状重，慢性菌痢患者由于病程迁延经久不愈，患者往往表现为焦虑、情绪不稳等。要针对患者及其家属的心理状况，做好宣传解释工作，消除不良心理反应。

5. 治疗护理

（1）病原治疗。喹诺酮类是目前治疗细菌性痢疾的首选药物。环丙沙星成人 0.5g/d，小儿 10mg/（kg·d），每日 2 次，疗程 3 ～ 5 天。病重或口服吸收不良时肌内注射或静脉滴注抗生素。中赤型细菌性痢疾选用环丙沙星或氧氟沙星，或选用头孢菌素，也可两类药物联合应用。慢性细菌性痢疾应根据药敏试验选用两种不同类型的抗菌药物，每疗程 10 ～ 14 日，1 ～ 3 个疗程。

（2）对症治疗。腹痛剧烈者给予颠茄合剂或阿托品，毒血症症状严重者可酌情小剂量应用肾上腺皮质激素。

（四）健康指导

1. 预防指导

做好菌痢预防知识宣传，在社区要加强"三管一灭"（饮食管理、水源管理、粪便管理、消灭苍蝇）措施，大力开展爱国卫生运动，养成良好的个人习惯。对易感者可进行伤寒菌苗接种。在菌痢流行期间，可口服多价痢疾减毒活菌苗，提高机体抵抗力，保护易感人群。

2. 疾病知识指导

讲述细菌性痢疾的相关知识，如临床表现、主要治疗及预防、护理措施。向家属及患者说明早期隔离、及时治疗的重要性。嘱患者自觉配合休息、合理饮食，按疗程坚持服药，争取急性期彻底治愈，以防转变为慢性菌痢。

二、霍乱患者的护理

（一）护理诊断

（1）腹泻与霍乱肠毒素导致肠腺细胞分泌功能增强有关。

（2）体液不足与大量腹泻、呕吐有关。

（3）潜在并发症休克、电解质紊乱、急性肾衰竭。

（4）恐惧与突然起病、病情发展迅速及与外界隔离有关。

（二）护理措施

1. 一般护理

（1）隔离。严格按照消化道传染性疾病进行严密隔离。患者至症状消失后 6 天，并隔天粪便培养 1 次，连续 3 次，如结果呈阴性者方可解除隔离。慢性带菌者粪便培养连续 7 天阴性，胆汁培养每周 1 次，连续 2 次阴性者可解除隔离。确诊患者和疑似病例应分开隔离。要及时上报疫情，凡疑似病例应填写疑似霍乱报告。患者排泄物应彻底消毒。

（2）休息。绝对卧床休息，最好卧于带孔的床上，床下对着床孔处放置便器，便于患者排便，减少搬动；或床边放置便盆利于患者拿取，协助患者床边排便时应注意用屏风遮挡，保护患者的隐私。做好患者保暖工作，保持患者皮肤及床铺清洁干燥。

（3）饮食。腹泻及呕吐剧烈者暂禁食，病情好转后可给予少量多次温开水，泻、吐不严重者要给予温热的低脂流质饮食如果汁、米汤、淡盐水等，在恢复期给予半流质饮食，避免食用牛奶、豆浆等加重肠胀气和不易消化的食物。要注意少量多餐，循序渐进。

（4）监测生命体征。观察及记录吐泻物的颜色、性质、量和次数，严格记录 24 小时出入量；观察有无脱水（脱水的性质和程度）、电解质和酸碱平衡紊乱的症状，特别是低钾血症的表现（心律失常、腱反射减弱或消失等）；密切观察生命体征、神志及尿量的变化，如出现血压下降、尿量明显减少、意识障碍时，提示循环衰竭的可能。

2. 对症护理

（1）口腔和皮肤的护理。昏迷患者应定期翻身，注意口腔护理，安设护架、床栏，以防止意外及合并症发生（肺炎、压疮等）。每次呕吐后协助患者用温水漱口；对排便频繁者，便后宜用软纸擦拭，每天用温水坐浴，然后局部涂以消毒凡士林油膏，以保护局部皮肤。

（2）肌肉痉挛的护理。有腹直肌及腓肠肌痉挛者，应按医嘱给予药物治疗，也可用局部热敷、按摩、针灸的方法来解除痉挛。

（3）循环衰竭。见细菌性痢疾的护理。

3. 用药护理

遵医嘱正确使用敏感的抗菌药物，用药过程中注意观察疗效和不良反应。迅速补充液体和电解质是治疗霍乱的关键。因此对于严重脱水的患者应迅速建立两条静脉通道，做好输液计划，分秒必争，使患者迅速得到救治。大量、快速输入的溶液应适当加温至37～38℃，以免发生输液反应。在输液过程中，应经常观察脉搏及血压，并注意患者有无不安、胸闷、心悸、气促等情况，警惕急性肺水肿的发生。一旦出现应酌情减慢输液速度或暂停输液，并立即通知医师，采取急救措施。观察输液效果，如患者的血压是否回升、皮肤弹性是否好转、尿量是否正常等。

4. 心理护理

本病起病急、病情发展快，剧烈呕吐和腓肠肌与腹直肌痉挛性疼痛，再加上本病属于烈性消化道传染病，必须实施严密的肠道隔离，加重了患者的思想负担，以上诸多因素导致患者极度不适和恐惧。护士多方位的关心和有效的护理能够增强患者的安全感，消除紧张和恐惧感。积极向患者和家属讲述严格隔离的重要性，主动、热情地对待患者，与患者进行有效沟通，让患者充分表达自己的情感，以了解患者顾虑、困难，满足其合理要求。

（三）健康指导

（1）向患者宣教霍乱这一疾病的相关知识，说明本病如经及时诊断和治疗，病死率可控制在1%～2%，消除恐惧心理，积极配合治疗。指导患者及家属观察病情，遵医嘱用药，观察药物的疗效和不良反应。

（2）指导患者严格卧床休息，保持生活规律，养成良好的个人卫生习惯，不喝生水，不吃不洁及腐败食物。

（3）向社区群众宣传霍乱的早期症状，并指出霍乱早期发现、早期隔离、早期治疗的重要意义；说明霍乱是一种烈性肠道传染病，起病急、传播快、重症死亡率高，对疫区要封锁、严格消毒；宣传霍乱预防的重要性及相关措施，教育群众养成良好的个人卫生习惯，不吃生或未煮熟的水产品，不喝生水，饭前便后洗手。

三、猩红热患者的护理

（一）护理评估

1. 健康史

（1）病史。患病的起始时间，有无发热及发热的程度、热型；有无头痛、呕吐、食欲缺乏等症状。既往检查、治疗经过及效果，目前的主要不适及用药。

（2）流行病学资料。是否为发病的高峰季节，有无猩红热患者接触史。

2. 身体评估

注意体温、脉搏、呼吸、血压，有无发热、咽峡炎、皮疹、淋巴结肿大等。

3. 辅助检查

血常规、尿常规、病原学检查等结果。

4. 心理评估

患者及其亲属对猩红热的认识程度、心理状态，对住院及隔离治疗的认识，患者的家庭成员组成及其对患者的关怀程度等。

（二）护理诊断

（1）有传播感染的危险与细菌可经空气飞沫传播有关。

（2）体温过高与溶血性链球菌感染有关。

（3）有皮肤完整性受损的危险皮疹，与细菌产生红疹病毒引起皮肤损害有关。

（4）疼痛咽痛，与咽峡炎及扁桃体炎症有关。

（5）潜在并发症心肌炎、肾小球肾炎、风湿热，与变态反应有关。

（三）护理措施

1. 一般护理

（1）隔离与消毒。呼吸道隔离。住院或家庭隔离至接受治疗 1 周、咽拭子培养 3 次阴性且无化脓并发症出现，方可解除隔离。收患者时，应按入院先后进行隔离。咽拭子培养持续阳性者应当延长隔离期。房间应注意通风换气，充分利用日光照射，衣、被经常洗晒。患者的鼻咽分泌物、痰液要吐在纸内烧毁。患者接触过的东西也要进行消毒处理。

（2）休息。急性期绝对卧床休息 2～3 周。

（3）饮食。给予高热量、高维生素、低脂肪、易消化的流质或半流质饮食，补充足够的水分及维生素。必要时可静脉补液。

（4）监测生命体征。密切观察病情变化，及早发现和处理并发症。发病后 3 周可复查尿常规以排除肾小球肾炎，注意有无关节炎等以除外风湿热。

2. 对症护理

（1）发热。监测体温变化，体温超过 38℃时可采用物理降温或按医嘱给予解热药。

（2）口腔护理。保持口腔清洁，年龄较大儿童可用温盐水或漱口液漱口。年龄较小的幼儿可用生理盐水清洗口腔或勤喂水，以达到清洁口腔的目的。

（3）皮疹。保持皮肤清洁，衣、被勤换洗，保持衣物清洁、干燥，禁用肥皂水清洗皮肤（可用温水，避免抓破皮肤）。脱皮不完全时，不可撕扯，可用消毒剪刀修剪，以免引起感染；瘙痒较重者，可用止痒药。

（4）疼痛护理。咽部不适时可给予润喉片或雾化吸入，年长儿可给予含漱液漱口，婴幼儿可多喂水。

3. 药物护理

应用青霉素治疗时，注意观察疗效及过敏反应。对青霉素过敏者，可选用红霉素。

4. 心理护理

多与患者沟通，解除患者焦虑不安、紧张的不良情绪，鼓励患者积极配合治疗，给予患者心理支持和帮助，以利患者尽快恢复。

（四）健康指导

（1）告知患者及家属在病程第 2～3 周易出现并发症，其中以急性肾小球肾炎多见，应注意每周 1 次尿常规，以便及时发现、早期治疗。

（2）患者及家属宣传本病基本知识，无并发症的患儿可在家中治疗护理，指导家长做好消毒隔离、皮肤护理及病情观察等。恢复期加强营养，定期复查。

（3）儿童机构发现猩红热患者时，应密切观察接触者尤其是儿童，认真进行晨间检查。可酌情采用药物预防。在流行期间，儿童尽量避免去公共场所；居室要注意经常通风换气，保持空气新鲜。

第三节　其他感染性疾病的护理

一、钩端螺旋体病

钩端螺旋体病简称钩体病，是由致病性钩端螺旋体（简称钩体）引起的急性动物源性传染病。鼠类和猪是主要传染源。临床特征早期为钩端螺旋体败血症，中期各脏器损害和功能障碍及后期各种变态反应并发症。重者可并发肝肾衰竭或肺弥漫性出血而危及生命。

（一）护理诊断

（1）肌肉酸痛。与钩端螺旋体引起肌肉损害有关。

（2）躯体移动障碍。与肌肉软弱无力及钩端螺旋体感染有关。

（3）体温过高。与钩体败血症有关。

（4）知识缺乏。缺乏钩端螺旋体病的知识及消毒隔离知识。

（5）潜在并发症。出血、窒息、肾衰竭、呼吸衰竭、循环衰竭。

（二）护理目标

（1）患者主诉疼痛减轻，感觉舒适。

（2）患者肌力恢复，活动耐力增强。

（3）患者体温恢复正常范围。

（4）患者能叙述疾病及消毒隔离知识，并能积极配合治疗与护理。

（5）患者无并发症发生，或发生并发症能及时发现处理。

（三）护理措施

1. 隔离消毒

接触隔离。

2. 一般护理

（1）休息。各型钩体患者均应卧床休息。不宜搬动患者，以免加重疼痛，诱发大出血。病情重者恢复期亦不宜过早活动，直至临床症状与体征完全消失后再下床活动，注意慢慢增加活动量和延长活动时间。

（2）饮食。给予高热量、低脂、适量蛋白、少渣易消化的流质饮食或半流质饮食，鼓励多饮水，以补充足够的液体。

（3）皮肤护理。加强口腔护理，保持口腔黏膜清洁、湿润，避免剔牙或用硬毛刷牙，以免引起或加重牙龈出血。若有出血及时清理口腔中的残留血。出汗后及时擦干汗液，保持皮肤清洁，床单元平整舒适。

3. 对症护理

（1）高热。可予以冰敷和温水擦浴，如有皮肤出血倾向时，避免乙醇擦浴。

（2）肺出血。①患者绝对静卧，并遵医嘱即时给哌替啶、苯巴比妥钠等镇静剂；②给予氧气吸入；③备好抢救药物以及吸引器、气管切开包、简易人工呼吸、呼吸机等器械；④保持呼吸道通畅。如患者出现呼吸困难、烦躁、发绀等呼吸道阻塞征象，应及时吸出血块，必要时配合医生施行紧急气管切开；⑤遵医嘱使用止血药、氢化可的松等。

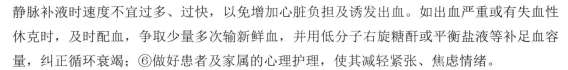

静脉补液时速度不宜过多、过快，以免增加心脏负担及诱发出血。如出血严重或有失血性休克时，及时配血，争取少量多次输新鲜血，并用低分子右旋糖酐或平衡盐液等补足血容量，纠正循环衰竭；⑥做好患者及家属的心理护理，使其减轻紧张、焦虑情绪。

4. 药物护理

首剂使用抗菌药物后，必须严密观察患者体温、脉搏及血压变化，用药 6 小时内加强监护。一旦发生赫氏反应，应积极配合医生采取镇静、降温、给氧等抢救措施，遵医嘱静滴或静注氢化可的松，以降低机体的应激反应。钩体病一般不用退热剂，因服用退热药后，可使体温骤降，易引起周围循环衰竭。

5. 病情观察

（1）观察皮肤、黏膜有无出血点及瘀斑，有无鼻出血、呕血、便血、血尿等。如突然面色苍白、烦躁不安、呼吸急促、心率加快、肺部出现湿啰音以及咯血丝痰提示肺出血，应及时通知医生。

（2）及时进行血常规、凝血功能检查。

（3）密切观察患者的生命体征，有无呼吸、心率加快、血压下降等出血性休克表现。

（四）健康教育及预防

（1）对患者的指导。患者出院后仍需注意休息，避免过劳，加强营养。如有视力障碍、发音不清、肢体运动障碍，可能是钩体病的"后发症"，应及时就诊。

（2）预防疾病指导。宣传疾病的预防措施：①控制传染源：重点加强猪、犬、牛、羊等家畜粪尿的管理，消灭田鼠。②切断传播途径：从事污水作业和疫区从事生产劳动的人员应加强防护，防止和减少不必要的疫水接触。③预防接种：在疫区流行季节前半月到 1 个月，可行钩体多价菌苗预防接种。

（3）做好钩端螺旋体病的发生、发展、治疗及预后宣教。本病各型的预后轻重悬殊，轻者多数可自愈，免疫力低下者如儿童、孕妇、老年人等病情较重，预后较差。少数并发肺弥漫性出血、重度黄疸出血型、肾衰竭与重度脑膜炎型的病死率较高。若能存活，一般不留后遗症。

（五）护理评价

（1）患者是否主诉疼痛减轻，是否感觉舒适。

（2）患者肌力是否恢复，活动耐力是否增强。

（3）患者体温是否恢复正常范围。

（4）患者是否能叙述疾病及消毒隔离知识，是否能积极配合治疗、护理。

（5）患者是否无并发症发生，或发生并发症是否能及时发现处理。

二、肝阿米巴病的护理

肝阿米巴病又称阿米巴肝脓肿，是最常见的肠外阿米巴病多继发于肠阿米巴病，也有的患者并无肠阿米巴病的临床表现，而单独发生本病。其临床表现为长期不规则发热、体重下降、肝区痛、肝大、白细胞增高等。

（一）护理诊断

（1）体温过高。与肝脓肿形成、大量坏死物质等致热原释放入血有关。

（2）肝区痛。与肝脏液化、坏死、脓肿形成有关。

（3）营养失调。低于机体需要量，与肝脓肿形成、长期发热有关。

（二）护理目标

（1）患者体温恢复在正常范围，无电解质紊乱。

（2）患者主诉疼痛减轻，感觉舒适。

（三）护理措施

1. 隔离消毒

消化道隔离。

2. 一般护理

（1）休息。发热及其他症状明显者应卧床休息，减少机体消耗。

（2）饮食。给予高蛋白、高糖类、高维生素和易消化饮食。贫血者给以含铁丰富的饮食，以补充营养。

3. 对症护理

（1）高热。需综合应用物理降温、药物降温、维持水分平衡、严密监测病情变化，以及提供心理支持等护理措施，确保患者安全度过康复期。

（2）疼痛。可取左侧卧位或患者舒适体位，以缓解肝区疼痛。避免剧烈活动，以免导致脓肿溃破。若疼痛影响休息与睡眠，可遵医嘱给予镇静剂或止痛剂。

（3）肝穿刺引流的护理。肝穿刺抽脓可防止脓肿溃破，并可加速愈合。配合医生进行肝穿刺抽脓，注意做好术前准备。向患者解释抽脓的目的、方法及术中注意事项，使患者减轻焦虑，主动配合穿刺。术中严格无菌操作，严密观察患者的生命体征及反应。注意观察并记录脓液的性质、颜色、气味、量，及时将抽出脓液送检。术后嘱患者卧床休息24小时。术后8小时内，密切观察血压、脉搏及面色，注意有无出血情况，发现异常应

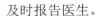

及时报告医生。

4.药物护理

若并发细菌感染，应根据药敏试验选用有效抗生素。

5.病情观察

（1）观察生命体征，尤其注意体温的变化。观察肝脏肿大的进展情况，有无叩击痛，注意疼痛的部位、性质、有无放射痛和持续时间。

（2）有无脓肿向周围组织穿破的征兆，如咳嗽、气急、局部软组织水肿、腹膜刺激征等。

（3）观察营养状态，定时测量体重，注意血红蛋白的变化。

（四）健康教育及预防

（1）对患者的指导。解释阿米巴病的感染过程、临床经过、常见并发症、常用治疗药物及其不良反应、疗程等。

（2）执行消化道隔离措施。患者应坚持用药，在症状消失后连续 3 次粪便检，滋养体或包囊阴性方可解除隔离。

（3）向患者宣传在治疗期间禁饮酒、加强营养、防止暴饮暴食，避免受凉、劳累的重要性，以防止复发或肝阿米巴病等并发症出现。出院后 3 个月内应每月复查粪便 1 次，以追踪有无复发。

（五）护理评价

（1）患者体温是否恢复在正常范围，有无电解质紊乱。

（2）患者是否主诉疼痛减轻，感觉是否舒适。

（3）患者营养摄入是否满足机体需要，体重是否维持在正常范围。

三、流行性斑疹伤寒

流行性斑疹伤寒又称虱传斑疹伤寒。是由普氏立克次体引起，以人虱为传播媒介所致的急性传染病。本病全身感染症状比较严重，以急性起病、稽留型高热、剧烈头痛、皮疹及中枢神经系统症状为临床特点，发热持续 2 周左右，40 岁以上患者病情更为严重。

（一）护理诊断

（1）体温过高。与立克次体感染有关。

（2）头痛。与内毒素引起的中毒症状有关。

（3）皮疹。与立克次体所致的皮肤血管病变有关。

（4）潜在并发症。支气管炎、心肌炎、中耳炎及腮腺炎等。

（二）护理目标

（1）患者及其亲属了解流行性斑疹伤寒的相关知识。

（2）患者体温下降。

（3）患者疼痛减轻。

（4）患者无并发症发生，或发生并发症能及时发现处理。

（三）护理措施

1. 虫媒隔离

（1）灭虱是控制流行和预防本病的关键。具体措施如下：灭虱前工作人员做好个人防护，服装整齐、严密。戴好帽子、口罩，帽子一定要盖发际，穿好五紧服（领口、袖口、裤口要紧）或穿隔离衣，足穿高统胶靴。

（2）患者入院后尽快彻底灭虱，剃除身体所有毛发、洗澡、更衣，剃下的毛发包好烧掉，换下的衣服立即灭虱。24 小时后观察灭虱的效果，必要时重复灭虱。

（3）患者的衣服可用高压消毒或用加热的方法灭虱。也可用化学药物如马拉硫磷等喷洒，或用粉笔浸湿药液后涂抹衣缝。

2. 一般护理

（1）休息。因持续高热，患者应严格卧床休息不少于 2 周。

（2）饮食。给予高热量、高蛋白、高维生素半流质，保证充足的水分，入量每天 3000mL 左右，必要时静脉输液。

3. 对症护理

（1）发热。可采用物理降温，如温水擦浴等。

（2）头痛。剧烈者可按医嘱给予镇静止痛剂，注意用药效果及药物的不良反应。

（3）精神、神经症状。严重者按医嘱给予镇静剂，并注意患者安全。

（4）皮疹。保持皮肤清洁，每天用温水轻擦皮肤，皮肤瘙痒者可涂炉甘石洗剂。

4. 药物治疗的护理

应用多西环素等抗生素治疗期间，向患者说明药物的名称、用法、疗程及副作用等。本药不良反应主要是胃肠道反应，饭后服用可减轻不良反应。

5. 病情观察

密切观察生命体征的变化特别是体温及脉搏的变化；观察患者的神经精神状态，是否出现反应迟钝或惊恐、谵妄、震颤、昏迷等情况；观察皮疹的变化，出疹期应注意观察出诊的部位、颜色及分布情况等；详细记录出入量。

（四）健康教育及预防

宣传有关流行性斑疹伤寒的知识，加强个人卫生教育，灭虱是预防本病的关键措施。

（1）管理传染源。早期隔离患者并予以灭虱处理。密切接触者医学观察21天。

（2）切断传播途径。防虱、灭虱是关键。加强卫生宣教，勤沐浴更衣。发现患者后，同时对患者及接触者进行灭虱。

（3）保护易感者。对疫区居民及新入疫区人员进行疫苗接种，国内常用鼠肺灭活疫苗。第一年注射3次，以后每年加强1次，6次以上可获较持久的免疫力。

四、钩虫病

钩虫病是由钩虫寄生在人体小肠所引起的肠道寄生虫病。临床上以贫血、营养不良、肠功能失调为主要表现。轻者可无症状，称钩虫感染，严重者可导致发育障碍和心功能不全。

（一）护理诊断

（1）贫血与钩虫在肠道寄生引起慢性失血有关。

（2）胃肠功能紊乱与钩虫成虫在小肠寄生并吸附小肠黏膜形成浅表溃疡有关。

（3）活动无耐力与钩虫所致贫血有关。

（4）皮肤完整性受损与钩虫所致皮肤损伤有关。

（二）护理目标

（1）患者贫血情况改善。

（2）患者胃肠功能恢复，食欲好转。

（3）患者体力增加，活动耐力较前增强。

（4）患者皮肤无破损。

（三）护理措施

1. 接触隔离及消化道隔离

尽量避免皮肤与污染的土壤密切接触，防止钩蚴侵入皮肤。不吃不卫生的蔬菜，防止钩蚴经感染。

2. 一般护理

（1）休息。一般患者适当休息，重度贫血者应卧床休息。严重贫血的患者，因机体抵抗力差，易继发感染，故卧床期间要做好一切生活护理，特别应注意口腔、皮肤护理，以防感染。

（2）饮食护理。增加营养，纠正贫血，以增强机体抗病能力。应给患者高蛋白、高热量、易消化和富含铁质及维生素的饮食。驱虫期间给以半流质饮食,忌油类及粗纤维食物。

3. 药物护理

（1）苯咪唑类药物不良反应轻微，部分患者可出现头晕、腹部不适、腹痛、腹泻等症状，服药前应向患者说明，出现这些症状不影响治疗并可自行缓解。

（2）对严重贫血患者应先纠正贫血，再驱虫治疗。输血或输液时，控制滴速在 30 滴/分左右，以防止肺水肿的发生。

4. 病情观察

注意观察生命体征的变化；精神状态的变化，是否出现反应迟钝、失眠、智力减退等情况；观察食欲的变化。

（四）健康教育及预防

开展预防钩虫病的卫生宣教工作，提高人群对钩虫病的认识。

（1）管理传染源。根据感染率的情况，定期进行普查，普治患者及钩虫感染者，以控制传染源。

（2）切断传播途径。加强粪便管理，改革施肥和耕作方法。做好个人防护，尽量避免在久雨初晴、久晴初雨或晨露时赤手露脚在易感作业区劳动，必要时穿胶鞋或局部涂擦防护药物，防止钩蚴从皮肤侵入。不吃不卫生的蔬菜，防止钩蚴经口感染。

（3）保护易感人群。重点在于宣传教育，提高认识，在钩虫病感染率高的地区开展集体驱虫治疗。

（五）护理评价

（1）患者贫血是否得到改善。

（2）患者胃肠功能紊乱是否恢复，食欲是否好转。

（3）患者体力是否较前有所增加。

（4）患者皮肤是否完整，无破损。

五、肠绦虫病与囊虫病

肠绦虫病是由各种绦虫寄生于人体小肠所引起的一类肠道寄生虫病，我国主要是由猪带绦虫和牛带绦虫的成虫寄生于人体小肠内所致。囊虫病又称猪囊尾蚴病，是由猪带绦虫的囊尾蚴寄生于人体所致。前者以轻微的胃肠道症状及粪便排出白色带状节片为特征；后者主要表现为皮下囊虫结节、癫痫、视力障碍等。

（一）护理诊断

（1）有受伤的危险。与囊虫寄生于大脑皮质引起癫痫发作有关。

（2）头痛。与囊虫寄生于脑室附近引起脑脊液循环梗阻有关。

（3）视力减退。与囊虫寄生于视网膜下有关。

（4）潜在并发症。截瘫、脑疝、精神失常等。

（二）护理目标

（1）患者癫痫发作次数减少最终停止发作。

（2）患者疼痛缓解。

（3）患者视力减退逐渐好转。

（4）患者无并发症发生，或发生并发症能及时发现处理。

（三）护理措施

1.一般护理

给予高热量、高蛋白、高维生素的饮食，以保证足够的营养摄入，纠正贫血和营养不良。囊虫病患者服药期间应严格卧床休息。

2.对症护理

（1）癫痫。

1）保持呼吸道通畅。癫痫发作的先兆症状有肌张力增高、精神紧张、呼吸、脉搏增快等，一旦癫痫发作，可用纱布缠绕压舌板，垫于上、下臼齿之间，防止舌咬伤及窒息。癫痫发作时可用手托住患者下颌以减少上下牙齿咬伤，同时防止下颌关节脱臼，头下置软枕扶托。注意保护腰椎，以免肌肉拉伤和骨折；用绷带固定肢体或设床架，以防跌伤。保持呼吸道通畅，及时清除呼吸道分泌物，以防呼吸道阻塞和继发感染。

2）使用抗癫痫药物的护理。注意观察药物的疗效和副作用。地西泮解痉作用快，静脉推注时，应缓慢给药，其速度每分钟不超过 2mg。异戊巴比妥钠 0.5g 溶解于注射用水 10mL 中静脉推注，其速度每分钟不超过 0.1g。以上药物均可导致呼吸抑制和血压下降，用药过程中注意观察神志、血压、呼吸变化，出现明显呼吸抑制现象应立即停药。

3）观察并记录癫痫发作时的表现是局限性还是全身性，短暂发作还是呈持续状态，发作的时间和次数，发作时是否伴呼吸改变、意识障碍等。嘱患者不宜单独行动，以防发生意外。

（2）瘫痪。脑囊虫病患者出现截瘫、感觉障碍、大小便潴留等表现，应及时报告医生。鼓励患者积极配合治疗，做好生活护理，及时处理便秘、尿潴留，保持瘫痪肢体于功能位

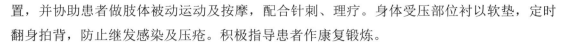

置，并协助患者做肢体被动运动及按摩，配合针刺、理疗。身体受压部位衬以软垫，定时翻身拍背，防止继发感染及压疮。积极指导患者作康复锻炼。

3. 用药护理

（1）服药前1天晚餐应进食清淡易消化的食物，服药当天早晨禁食。驱虫后留取24小时内全部大便，以便寻找绦虫虫体与头节。天冷时便盆应加温，防止绦虫遇冷回缩，排出过程中不要用手拉，以免拉断。猪带绦虫患者服驱虫药前应服用止吐剂，用药后服泻药。

（2）由于囊虫被杀死后常可引起强烈的炎症、水肿及过敏反应，故必须住院治疗。治疗过程中加强监护，及时发现严重的组织反应，如发热、颅内压增高、过敏性休克等。

4. 病情观察

仔细了解绦虫病患者肛门瘙痒等症状和粪便性状。注意恶心、呕吐、腹痛、腹泻等消化道症状和眼结膜苍白、皮肤弹性下降等营养不良或贫血的体征。如出现剧烈头痛、癫痫、视力障碍及皮下结节，则说明患者存在脑、眼、皮下肌肉等不同部位的囊虫病，需进一步检查，以明确诊断，同时密切观察病情的变化。

（四）健康教育及预防

向患者和社区群众宣传绦虫病和囊虫病的预防知识。

（1）控制传染源。在流行地区开展普查普治工作，彻底治疗猪带绦虫病患者，并对感染绦虫病的猪进行驱虫治疗。

（2）切断传播途径。大力开展健康教育宣传工作，改变不良的卫生习惯，不吃生的或未熟透的猪肉，加强屠宰场的管理及卫生检疫制度，防止"米猪肉"流入市场，加强粪便的无害化处理、提倡生猪圈养、避免饲料被污染，以切断本病的传播途径。

（3）提高人群免疫力。本病的疫苗仍处于研究阶段，有望不久应用于人体。

（五）护理评价

（1）患者癫痫发作次数是否减少。

（2）患者疼痛是否消失。

（3）患者视力减退是否逐渐好转。

（4）患者是否无并发症发生，或发生并发症是否能及时发现处理。

六、蛲虫病

蛲虫病是蛲虫寄生于人体盲肠所引起的疾病，多见于儿童，主要症状为肛门周围和会阴部夜间瘙痒。

（一）护理诊断

（1）肛周和会阴部瘙痒：由于蛲虫雌虫在肛门周围爬行、产卵导致局部瘙痒。

（2）心理行为偏异：由于长期睡眠不佳引起。

（二）护理目标

（1）患者肛周和会阴部瘙痒消失。

（2）患者睡眠恢复正常。

（三）护理措施

1. 隔离消毒

加强个人卫生防护，对污染的物品要进行彻底消毒处理。

2. 一般护理

加强营养，注意休息，保证充足的睡眠。驱虫期间给以半流质饮食，忌油类及粗纤维食物。

3. 对症护理

加强心理疏导，减轻患者烦躁、焦虑的心理，瘙痒难受时，用分散注意力的方式减轻患儿的痛苦。

4. 药物护理

服药期间应向患者讲解药物的名称、剂量、服用方法、不良反应等。苯咪唑类药物不良反应轻微，部分患者可出现头晕、腹部不适、腹痛、腹泻等症状，服药前应向患者说明，出现这些症状不影响治疗，并可自行缓解。

5. 病情观察

注意观察患者的精神状态、睡眠情况、食欲的变化及心理状态。

（四）健康教育

开展预防蛲虫病的卫生宣传教育，使儿童家长了解本病传播方式。

（1）控制传染源。发现集体性儿童机构或家庭内感染者，应进行蛲虫感染普查普治，7～14天重复检查，对阳性者再行治疗一次，以消除传染源。

（2）切断传播途径。养成良好的卫生习惯，勤剪指甲，勤洗手、洗澡，勤换内衣裤，不吸吮手指。对污染的物品要进行彻底消毒处理。

（五）护理评价

（1）患者肛周和会阴部瘙痒是否消失。

（2）患者睡眠是否恢复正常。

第七章 老年人常见疾病的护理

老年病是指由于衰老引起的一系列与增龄相关的疾病及伴随的相关问题，包括长期疾病引起的问题，神经退变引起的心理健康问题。老年病的产生存在个体间的高度异质性，与遗传和环境因素密切相关。60 岁以上人群随着年龄的增加，遗传因素的影响越发明显。

第一节 老年人常见问题的护理

一、个人卫生护理

（一）衣着

老年人衣着应视其活动范围及经济条件适当挑选，一般选择全棉或真丝纺织品，款式可多样，保持轻暖、合体、美观。帽子可起到保暖及防暑作用，夏季可用大沿草帽遮阳，冬季宜戴毛织帽以防体温从头部向外扩散。老年人血液循环较差，应注意下肢保暖，避免受寒和潮湿，以防寒从足入。应注意的是，老年人同样有对美的追求，鼓励老年人自己选择穿着和保持整洁，以增强老年人的自信心和对生活的乐趣。对患有慢性病或穿着不能自理的老年患者，护理人员及家属应给予帮助。

（二）口腔卫生

老年人牙齿间隙增大，常引起食物嵌塞，加之唾液分泌减少、黏稠度增高等，有利于细菌生长，因此必须做好口腔护理。鼓励生活能自理或部分自理的老年人，晨起及睡前各刷牙 1 次，饭后漱口，冲洗食物残渣。带有义齿的老年人，睡前一定要取下义齿，以免误咽，有活动义齿的老年人每餐后应取下刷洗干净。老年人应定期检查口腔，对松动的牙齿要及时拔除。生活不能自理的老年人予以特殊口腔护理。

（三）沐浴

老年人皮肤较干燥，沐浴不宜过于频繁。夏天出汗多时，可每日淋浴或擦浴 1 次，冬天应减少沐浴次数（每 7～10 天 1 次即可），选用中性肥皂，调节适宜的水温（35～40℃）。在浴后可用一些润肤油保护皮肤，特别在冬春气候干燥时更要使用护肤品，以防水分蒸发、皮肤干裂。凡能自行洗澡者可用盆浴或淋浴，但应协助老年人做好准备，嘱咐老年人注意安全，勿反锁浴室门，以便家属可随时进入浴室观察情况。注意勿空腹沐浴。体质较弱的老年人，沐浴时必须有人协助。对长期卧床的老年人，家属要帮助擦浴。床上擦浴时，应备好全部的洗浴用品及应更换的被罩、衣服等。协助擦浴要掌握三个原则：①室温适宜，保持水温。关闭门窗，注意保暖，以防着凉。②擦浴时尽量少翻动，特别是有心脑血管疾病的老年患者，以防意外。③要注意观察老年人局部皮肤有无受压、红肿及全身反应。

（四）皮肤、头发及特殊部位卫生

（1）皮肤护理。对卧床不起的老年人，要加强皮肤护理，防止压疮。

（2）头发护理。老年人发质较脆弱，稀松易脱落，每日应梳理头发，刺激头皮血液循环。洗发不宜过于频繁。对卧床不起的老年人可给予床上洗发。

（3）保持外阴清洁。老年女性，每晚要用温水清洗会阴部，预防感染。

（4）足部护理。要注意老年人足部保暖与清洁，鞋子大小适宜。每晚用热水浸泡双足，以促进血液循环及睡眠。应定期修剪指甲及更换足垫。有糖尿病的老年人更要加强足部护理。

二、饮食护理

（一）饮食原则

（1）食物选择。适当限制热量的摄入，保持营养平衡，摄入足够优质蛋白、低脂、低糖、低盐、高维生素食物并摄入适量的含钙、含铁食物。

（2）食物加工。食物应松软、细烂，色、香、味俱全，以促进食欲，同时注意烹调时间和温度。

（3）少食多餐。必要时常规三餐以外辅以 2～3 次点心。

（4）注意餐饮卫生。不吃烟熏、烧焦、腌制、发霉、过烫、过期变质的食物，以防疾病发生。

（二）饮食指导

1. 老年人的膳食选择

①考虑老年人的食欲、咀嚼能力、消化吸收功能以及饮食习惯。②考虑老年人所患疾病对营养和各种食物成分的需要和特殊需求。食物中蛋白质、维生素和纤维素含量要丰富，少盐、少油、少糖、少辛辣调味品。各种原因引起的消化不良或咀嚼功能差的老年人可进食软、烂、碎、糊状的食物。主食如烂饭、粥、面条、面包、发糕；蔬菜适当切碎煮烂，土豆做成泥状，鱼、虾切成小薄片或做成羹，肉类剁成肉泥，蛋类可蒸蛋羹。一日三餐的量可酌情减少，而在两餐之间增加两次点心，以牛奶、豆浆、藕粉，再配以少量饼干、蛋糕等为宜。病情较重、没有食欲的老年患者，可给予流质饮食，少量多餐，每 2～3 小时 1 次，每次量为 200～300mL，选择营养价值高的食物，如蛋汤、鸡汤或肉汤、鲜橘汁、牛奶、豆浆、藕粉、麦乳精等。但流质饮食供给的热量及营养成分相对不足，不宜长期食用。

2. 食物烹调

烹调食物和选择食物同样重要。如果烹调方法不当，则会使食物中的营养素丢失60%～70%，甚至更多。蔬菜中的维生素C很容易在洗、切后及加热过程中被破坏，应现炒现切，用急火炒菜加热时间短，可保留大部分维生素C，加醋也可减少维生素C的丢失。大豆和白薯营养丰富，但含有氧化酶，易引起胀气及反酸，可延长加热时间将其破坏。煮米饭时不宜多次淘洗、用水浸泡及用高压锅煮饭，以免维生素B_1损失。

3. 其他

患有急性病时宜素食、少食。如发热体温升高时，消化酶可受抑制，在体温正常后消化酶的活动才趋于正常。在气温特别高的暑热季节宜食清淡食物，可饮用绿豆汤、酸梅汤等清凉解暑饮料。

（三）水分的摄取

维持人体的新陈代谢，每日出入水量大约2500mL，才能达到身体的水的平衡。老年人由于机体的老化，机体调节功能出现障碍，应重视水分的摄取。老年人心、肾功能低下，肾脏浓缩功能降低，排尿有所增加，每天耗水量大，如果不及时补偿失去的水分，容易发生脱水，会影响到体内代谢，久而久之，就会加重脏器的负担而发生疾病。加之中枢神经系统敏感性较弱，对缺水感受迟钝，即使脱水也不觉口渴。所以老年人应每日主动适量饮水，以维持水的平衡。人体所需的水分一部分随食物进入体内或在食物代谢过程中产生。因此，每日饮水量应视饮食结构情况及气温、活动量等因素决定。一般不少于1000mL但也不宜过多，通常是1000～2000mL。饮水在白天进行，晚上可限制饮水量。每日清晨可饮温开水或凉开水300～400mL（或蜂蜜调水冲服），有以下优点：①胃肠每天得到冲洗清理，粪便不易淤积干结，发生便秘。②清晨饮水也能冲洗泌尿道，排除毒素保护肾脏，防止尿路感染及结石。③夜间睡眠中，血液黏度增高，对有动脉硬化者特别不利，清晨在活动前饮水能降低血液黏度和保护心脑血管，并能减少在体力活动和锻炼中发生血栓形成或栓塞的机会。④茶水是我国传统饮料，它有促进新陈代谢、解除疲劳、利尿、增进食欲和帮助消化等作用，可适当饮用。

三、排泄护理

1. 安排规律的排便时间

良好的排便时间建立在稳定的生活规律基础之上。老年人最适宜的排便时间是在每日早餐后，因为餐后是胃肠活动最活跃、对刺激最敏感的时间，长此以往就能逐渐养成定时排便习惯。

2. 安置合适的排便环境

环境是影响排便的心理因素之一，要为老年人创造一个独立、隐蔽、宽松的排便环境。能够行走和坐轮椅的老年人，应尽量搀扶其如厕排便。便桶旁应设有扶手或其他支撑物，以便老年人能便后助力起身。如不能如厕排便者，应关闭门窗，拉帘遮挡，便后应及时处理排泄物，开窗通风，保证老年人所处的环境清洁，空气清新无异味。

3. 采取舒适的排便姿势

（1）蹲位排便。蹲位是最佳排便姿势，因为蹲下时腹部肌肉受压，腹腔内的压力增加，可促进排便。但是有高血压、心脏病的老年人，应避免采取蹲位，以免下蹲时间过久导致血压改变或加重心脏负担而发生意外。老年人蹲位排便的时间不宜过久，起身要缓慢，要借助扶手支撑身体或由他人在旁扶助。

（2）坐位排便。蹲位排便容易使粪便顺利排出，但是较费力且易疲劳，老年人体力较弱常难以坚持，因此老年人宜用坐位排便。排便时身体向前倾斜，有利于增加腹压，促进排便。

（3）卧位排便。体弱或因病不能下床的老年人，需要在床上使用便器排便，如果情况许可将床头抬高 30°～50°，扶老年人取半卧位排便。卧床老年人可使用便盆。

四、休息与活动

动与静、活动与休息、锻炼与养护是一系列矛盾对立统一体。只注意休息而忽视活动，往往使身体变得虚弱，对疾病的抵抗和对环境的适应力降低，不能保持健康。但只注意活动而不重视休息，则又容易超过身体具有的负荷能力，引起过度劳累、损伤或其他意外。只有适当的休息与合理的活动相结合，才能很好地保持健康。

（一）休息

休息既是对活动而言，又是对工作而言的。休息有狭义和广义之分。狭义的休息是指工作一段时间后停歇下来的休息。无论是坐、躺或其他形式的放松都是休息。广义的休息，是指变换一种活动方式，如坐久了，站起来活动；看书后闭目养神或向远处眺望。无论通过什么方式，只要能使身体从工作、劳动中暂时解脱出来，使机体的功能得以调整和恢复，都是一种休息。动静结合本身就是一种理想的休息方式。

（二）活动

活动，泛指各种形式的体育活动、娱乐活动、家务劳动以及社会活动和专业技术活动等。老年人从生理和心理的角度都需要适当的活动。各种活动能保持身体各部位特别是运动系统和神经系统的功能，防止肌肉萎缩、关节僵硬、骨质疏松及其他退行性改变。通过活动增加了老年人与外界自然环境和社会环境的接触，提高生活情趣，训练大脑活力，有利于保持老年人的活动记忆力和分析能力。各种形式的活动对老年人的心理都能够起到积极的作用。让老年人体验到虽然已进入老年期，但仍有一定的活动能力，能够很好地照顾自己、家庭，联系老朋友，结识新朋友，学习新知识，发挥余热，为国家、为社会做出新的贡献。运动中应注意：①避免剧烈的竞赛性运动；②避免危险动作，如快速体位变换、倒立、屏气、跳跃、向后退行、单腿站立等；③无论属于脑力或体力的活动，都应避免活动时间持续过久，控制每日活动的总时间，并注意中间休息；④参加特殊活动应有专人照顾，如外出旅游和集体活动时，应有专职保健或医护人员陪同。

第二节　老年人呼吸系统疾病的护理

一、老年慢性阻塞性肺的护理

慢性阻塞性肺疾病（COPD）简称慢阻肺，是一种以气流受限的不完全可逆为特征的慢性肺部疾病，气流受限一般呈进行性发展，并伴有气道和肺对有害颗粒或气体所致慢性炎症的增加。

（一）护理诊断

（1）气体交换受损。与气道阻塞、通气不足有关。

（2）清理呼吸道无效。与分泌物增多、黏稠及无效咳嗽有关。

（3）焦虑。与病情反复、自理能力下降有关。

（4）潜在并发症。肺源性心脏病、休克、呼吸性酸中毒、肺性脑病、DIC 等。

（二）护理措施

治疗护理的目标是改善呼吸功能和运动能力，降低抑郁程度，减少急性发作和并发症的发生，缓解或阻止肺功能下降。COPD 的治疗在急性期以控制感染、改善症状为主，稳定期以改善肺功能和预防感染为主。具体措施如下。

1. 病情观察

密切观察呼吸频率、深度、节律变化，观察咳、痰、喘症状及加重情况，尤其注意痰液性状、黏稠度、痰量。密切观察体温变化，有无胸痛、刺激性干咳等症状。关注 COPD 患者的分级。

2. 增强呼吸功能

（1）有效排痰。老年人因咳嗽无力，常排痰困难，要鼓励老年人摄入足够的水，也可通过雾化、胸部叩击、体位引流的方法促进排痰，病重或体弱的老年人应禁用体位引流。

（2）长期家庭氧疗（LTOT）。对COPD并发慢性呼吸衰竭者可提高生活质量和生存率，尤其是对晚期严重的COPD老年人应予控制性氧疗，一般采用鼻导管或鼻塞持续低流量吸氧 1 ~ 2 L/min，吸氧时间 10 ~ 15h/d。

3. 用药护理

常用药物有支气管扩张剂、糖皮质激素、止咳药及祛痰药。老年患者基础疾病多，病情复杂且危重程度高，抗感染治疗时一般首选静脉滴注给药。老年人用药宜充分，疗程应稍长，且治疗方案应根据监测结果及时调整。

（1）支气管扩张剂。是控制COPD症状的主要治疗药物。包括 β 肾上腺素受体激动药、抗胆碱能药和茶碱类药。β_2 受体激动药定量吸入作为首选，大剂量使用可引起心动过速、心律失常，长期使用可发生肌肉震颤；抗胆碱能药同 β 受体激动药联合吸入可加强支气管扩张作用，如合并前房角狭窄的青光眼，或因前列腺增生而尿道梗阻者应慎用，常见不良反应有口干、口苦等；茶碱类药使用过程中要监测血药浓度，当大于 15mg/L 时，恶心、呕吐等不良反应明显增加。

（2）糖皮质激素。COPD加重期住院患者宜在应用支气管扩张药的基础上，口服或静脉滴注，激素剂量要权衡疗效及安全性。其使用可引起老年人高血压、白内障、糖尿病、骨质疏松及继发感染等，故对COPD患者不推荐长期口服糖皮质激素，长期吸入仅适用于有症状且治疗后肺功能有改善者。

（3）止咳药。可待因有麻醉性中枢镇咳作用，可因抑制咳嗽而加重呼吸道阻塞，不良反应有恶心、呕吐、便秘等。喷托维林是非麻醉性中枢镇咳药，不良反应有口干、恶心、腹胀、头痛等。

（4）祛痰药。盐酸氨溴索为润滑性祛痰药，不良反应轻；溴己新偶见恶心、转氨酶增高，老年胃溃疡者慎用。

4. 康复治疗

康复治疗是COPD患者一项重要的治疗措施，可以使进行性气流受限、严重呼吸困难而很少活动的患者改善活动能力，提高生活质量，减少住院时间与次数，改善患者相关焦虑与抑郁症状。具体包括呼吸生理治疗、肌肉训练、营养支持、精神治疗与教育等多方面措施。

5. 外科治疗

肺大疱切除术、肺减容术、肺移植术等。

6. 心理调适

抑郁会使老年COPD患者变得畏缩，与外界隔离，对自己的生活满意度下降，同时会进一步加重失眠。医护人员应与家属相互协作，指导老年人与他人互动的技巧，鼓励其参加各种团体活动，发展个人的社交网络，情绪的改善和社交活动的增加可有效改善睡眠的质量。

（三）健康指导

1. 健康教育

讲解老年COPD的诱发因素、临床表现、防治措施等基础知识；教育和督促患者戒烟；教会患者和家属家庭氧疗的方法及注意事项；使患者了解就诊时机和定期随访的重要性；提醒患者注意自己的情绪，保持良好的心态。

2. 生活指导

保持室内空气流通，老年人居室温度冬季一般保持在 22～24℃，夏季 26～28℃为宜，相对湿度 50%～70%。尽量避免或防止粉尘、烟雾及有害气体吸入；根据气候变化及时增减衣物，避免受凉感冒；在多雾、雨雪天气不要外出，可在室内活动；高热量、高蛋白、高维生素饮食，其中优质蛋白占 50% 以上，避免摄入产气或引起便秘的食物。

3. 康复训练

包括骨骼肌运动训练和呼吸肌运动训练两个方面。骨骼肌运动训练项目包括步行、踏车、太极拳、老年体操等，注意训练强度应为无明显呼吸困难情况下，接近患者的最大耐受水平才能奏效。呼吸肌运动训练包括腹式呼吸、缩唇呼吸、对抗阻力呼吸、全身性呼吸体操等，对病情较重、不能或不愿参加以上几种呼吸肌锻炼者还可使用各种呼吸训练器，如膈肌起搏器等。

（四）护理评价

老年人能说出诱发病情加重的因素，学会正确的预防方法；掌握科学用药原则，呼吸功能有所增强；人际交往及睡眠有所改善。

二、老年肺炎的护理

老年肺炎即 65 岁以上老年人所患肺炎，是指各种病原体引起的老年肺实质性炎症，其中细菌感染最常见。

（一）护理诊断

（1）清理呼吸道无效。与痰液黏稠及咳嗽无力或无效有关。

（2）气体交换受损。与肺炎所致的呼吸面积减小有关。

（3）潜在并发症。呼吸衰竭、心力衰竭、感染性休克等。

（二）护理措施

治疗护理的目标是提高机体抵抗力，去除诱因，改善呼吸道的防御功能；积极防治并发症，促进康复，降低老年肺炎的死亡率。老年肺炎应采取以抗感染治疗为中心的综合治疗方案，抗菌治疗应遵循"早期""适当""短程"原则，具体措施如下所述。

1. 一般护理

（1）环境与休息。保持室内空气新鲜，温度控制在 $22 \sim 26℃$，室内湿度保持 $50\% \sim 70\%$ 为宜。住院早期应卧床休息，平卧时抬高头部 $60°$；侧卧时抬高头部 $15°$；如并发休克者取仰卧中凹位；长期卧床者若无禁忌抬高床头 $30° \sim 45°$，减少吸入性肺炎的发生。

（2）纠正缺氧。生理状态下的 PaO_2 随增龄而降低，老年人 PaO_2 的正常参考值为 $\geq 9.33kPa$（70mmHg），约半数的老年肺炎患者伴有低氧血症。一般采用鼻导管或鼻罩给予较高浓度氧（$40\% \sim 60\%$），伴有二氧化碳潴留者应采取低浓度 30% 以下给氧；重症肺炎患者应及早应用无创或有创呼吸机治疗；如并发休克者给予 $4 \sim 6 \, L/min$ 高流量吸氧。

（3）促进排痰。老年人咳嗽反射减弱，咳嗽无力、失水等原因使痰液黏稠不易咳出，进而阻塞支气管并加重感染。口服和静脉补充水分是稀化痰液最有效的方法，应注意适量；鼓励和指导患者有效咳嗽、深呼吸，翻身拍背，使用祛痰剂、超声雾化，必要时吸痰等促进痰液排出。

（4）口腔护理。防止吸入性肺炎及口腔菌进入肺部，加重感染。定期检查口腔状态，对有口腔黏膜糜烂口腔溃疡和感染者应给予及时对症处理；针对性地选择漱口溶液。

（5）饮食护理。饮食宜清淡易消化，高热量、足够蛋白质、充足的维生素及水分，少量多餐；对严重吞咽困难和已发生误吸的老年患者，应权衡利弊给予鼻饲；进食时要采取适当体位，防止呛咳。

（6）病情观察。老年肺炎并发症多见，严重影响预后，应密切观察患者的神志、呼吸、血压、心率及心律等变化，警惕呼吸衰竭、心力衰竭、休克等并发症的发生。

2. 用药护理

正确选用抗生素是治疗老年性肺炎的关键。一旦确诊，尽早足量给予抗生素，必要时联合用药、适当延长疗程，同时应注意相关基础疾病的治疗。宜选用静脉给药途径，老年人肾脏功能排泄降低，导致药物半衰期延长，治疗应根据患者的年龄和肌酐清除率等情况适当调整剂量，做到用药剂量和间隔个体化，同时避免使用毒性大的抗菌药物。若患者不是高龄且基础情况好，可选用一般的抗生素，在体温、血象和痰液正常 3～5 天后考虑停药；若患者高龄且基础状况差，伴有严重慢性疾病或并发症，应选用强效广谱抗生素或联合用药，治疗疗程可适当延长，应在体温、血象和痰液正常 5～7 天后再考虑停药。同时，由于老年人体重减轻，总的体液减少，血中游离药物浓度增加；肝细胞数量减少，药物在肝脏代谢、解毒和清除降低；又往往合并多种疾病、应用多种药物使得老年人应用抗菌药物时不良反应率明显升高，因此应加强对药物不良反应的监测。此外，停用或少用抗精神病药物、抗组胺药物和抗胆碱能药物。

3. 心理调适

关心、安慰患者，耐心倾听患者的主诉，细致解释患者提出的问题。尽可能帮助和指导患者有效咳嗽，做好生活护理，使其以积极的心态配合医护工作。

（三）健康指导

1. 健康教育

向患者及其家属介绍肺炎发生的病因和诱因、早期治疗的重要性以及通过接种疫苗预防肺炎，药物的不良反应及注意事项等，如强效镇咳药抑制咳嗽中枢，麻醉剂、安定剂抑制呼吸中枢、咳嗽和呕吐反射，使痰液不能有效咳出，导致气道阻塞及感染加重；广谱抗生素的应用可引起菌群失调、假膜性肠炎或二重感染；氨基糖苷类药物引起肾功能损害；喹诺酮类药物可能会出现头晕、意识障碍等中枢神经系统症状；大环内酯类药物引起胃肠道反应和肝功能损害等，因此老年人须谨慎应用抗菌药，减少毒副反应。

2. 生活指导

为增强机体的抵抗力，应指导老年人坚持有氧运动、饮食营养均衡、戒烟忌酒、保持口腔清洁卫生。

3. 康复训练

老年肺炎患者如合并慢性呼吸衰竭，其呼吸肌疲劳无力，有效通气量不足，此时康复护理尤为重要。教会患者腹式呼吸的方法，并要求每日锻炼 3～5 次，持续时间因人而异，以不产生疲劳为宜。此外，可配合步行、老年体操等全身运动，以提高老年人的通气储备。

（四）护理评价

老年人学会了有效咳痰和呼吸的方法，呼吸功能得到改善；能够按照要求摄入营养及运动锻炼，机体抵抗力有所增强；服药遵医嘱；没有或少有并发症发生。

三、慢性支气管炎的护理

慢性支气管炎简称慢支，是由于感染或者是非感染性因素导致的气管、支气管黏膜及其周围组织的慢性非特异性炎症。

1. 一般护理

（1）环境与休息。保持室内空气新鲜，温度控制在 18 ～ 25℃为宜。急性发作期多卧床休息，根据自身情况适当活动，量力而行，可增加耐寒训练，如冷水洗脸、冬泳等，增加肺功能，从而减少发病频率。

（2）饮食护理。提供高热量、高蛋白和高维生素的饮食，以补充高热引起的营养物质消耗，饮食宜清淡易消化。鼓励患者多饮水，每日 1500 ～ 2000mL，以保证足够的摄入量并利于稀释痰液。忌烟酒，少食辛辣刺激性食物和高糖食物，以免产生过度咳嗽。

2. 病情观察

（1）意识与生命体征观察。观察患者精神和意识状态、体温、呼吸、血压、心率及心律等变化，有无心率加快、脉搏细速、血压下降、脉压变小、体温不升或高热、呼吸困难等。

（2）咳嗽咳痰的观察。观察咳嗽的严重程度，观察痰液的色、质、量。

（3）并发症的观察。有无呼吸困难、胸闷气急加重、咯血等症状，观察血氧饱和度情况及血气分析结果。

3. 用药护理

（1）抗生素。遵医嘱使用抗生素，观察疗效和不良反应，可选用喹诺酮类、大环内酯类、β - 内酰胺类或磺胺类。应用喹诺酮类药物（氧氟沙星、环丙沙星等）偶见皮疹、恶心、头晕、头痛等不良反应；大环内酯类（红霉素、阿奇霉素等）可出现腹痛、腹胀、皮疹、心律失常等不良反应；β - 内酰胺类有过敏反应、恶心呕吐等胃肠道反应等；磺胺类药物有皮疹等过敏反应，肝损伤、贫血等不良反应，老年人或肝功能减退者应慎用。患者一旦出现严重不良反应，应及时与医生沟通并做相应处理。

（2）祛痰止咳药。止咳药物可选择复方甘草合剂 10mL，每天 3 次；宜在其他药物之后服用，服用后短时间内勿饮水，高血压、糖尿病、心脏病及消化性溃疡患者慎用。咳嗽严重者可选择阿橘片，注意观察有无眩晕、嗜睡、表情淡漠、注意力分散、思维减弱、视力减退、呼吸减慢、恶心、呕吐、便秘、排尿困难等不良反应，遵医嘱用量，避免过量而引起急性中毒。喷托维林是非麻醉性中枢止咳药，注意观察有无口干、恶心、腹胀等不良反应。对二氧化碳潴留、呼吸道分泌物多的重症患者要慎用镇静类药物，如需使用一定要加强观察是否有呼吸抑制和咳嗽反射减弱情况发生。祛痰药物可选择溴已新 8 ～ 16mg，每天 3 次。该药物服用偶有恶心、胃部不适，减药或停药后症状可消失。该药物宜在饭后服用，有胃溃疡的患者慎用。盐酸氨溴索 30mg，每天 3 次；桃金娘油 0.3g，每天 3 次；盐酸氨溴索及桃金娘油不良反应较少，偶有轻微的胃部不适。

（3）平喘药。有气喘者可加用解痉平喘药，如氨茶碱 0.1g，每日 3 次；或用茶碱控释剂；或长效 β_2 肾上腺素受体激动剂，如糖皮质激素。

4. 基础与生活护理

（1）鼓励患者经常漱口，保持口腔卫生，防止继发感染。生活不能自理者做好口腔护理。留置导尿者加强会阴护理，及时留取中段尿培养。

（2）评估自理能力，协助患者生活护理，提高自护能力。

（3）加强皮肤护理，保持床单位清洁整齐，督促协助翻身，骨隆突处予以保护。

5. 专科护理

（1）氧疗护理。对急性期喘息、气急明显的患者根据氧饱和度、血气结果情况给予合适的流量的吸氧，可分为低流量、中流量、高流量吸氧，低流量吸氧流量是 1 ～ 2L/min、中流量吸氧流量是 2 ～ 4L/min，高流量吸氧流量是 4 ～ 6L/min。一般情况下，患者氧饱和度在 90% 以上，氧分压在 70mmHg 以上予以低流量吸氧；氧饱和度在 85% ～ 90%，氧分压在 60 ～ 70mmHg 予以中流量吸氧；氧饱和度低于 85%，氧分压低于 60mmHg 予以高流量吸氧。特殊情况还需要结合其他情况具体处理，尽可能维持 $PaO_2 >$ 60mmHg，氧饱和度 ＞ 90%。注意做好家属和患者的宣教，不随意调节氧流量，不使用明火，做好用氧安全；鼻导管消毒每日 2 次；及时添加湿化水；观察生命体征及血气结果变化；观察鼻腔黏膜的情况，如有无破溃。

（2）气道护理。及时评估患者的气道状况，指导患者进行有效咳嗽、协助叩背以促进痰液排出。

痰液黏稠、排痰无效的患者可以予以雾化吸入稀释痰液，或采用吸引器辅助吸痰。具体方法：

1）深呼吸和咳嗽：患者取坐位，双肩放松，上体稍前倾，双臂可以支撑在膝上。卧床患者则应抬高床头，双膝屈曲，双肢支撑在床上。护士指导患者进行数次随意的深呼吸（腹式呼吸），吸气终了屏气片刻，然后进行咳嗽、咳痰。

2）胸部叩击方法：患者取坐位或侧卧位，护士站在患者的后方或侧后方，两手手指并拢拱成杯状，用手腕的力量自下而上、由外向内，力量均匀地叩击胸背部，叩击时发出空而深的拍击音表示叩击手法正确。

6. 心理护理

关心、安慰患者，认真倾听其主诉，耐心细致地沟通，进行及时、有效、针对性的健康宣教，增加患者治疗的信心，缓解其焦虑、恐惧、抑郁的心理，与患者家属有效沟通，取得支持。

第三节 老年循环系统疾病的护理

一、老年肾衰竭的护理

老年人的肾脏功能随着增龄呈现生理性进行性衰退，再加上糖尿病、高血压、心功能衰竭等其他疾病的存在，进一步加重了肾脏排泄和调节功能的不足，使得老年人更易发生肾衰竭。老年肾衰竭有急性和慢性之分。

（一）老年急性肾衰竭（ARF）的护理

1. 护理诊断

（1）体液过多。与急性肾衰竭所致的少尿有关。

（2）营养失调。低于机体需要量与食欲下降、限制蛋白质摄入、透析和原发疾病有关。

（3）有感染的危险。与机体抵抗力下降及侵入性操作有关。

（4）焦虑、恐惧。与起病急、病情重、恢复慢有关。

2. 护理措施

老年人 ARF 的处理原则与其他成年组基本一致。在有肾脏缺血而尚未发生 ARF 时，维持充分的血容量可以防止急性肾小管坏死的发生。膀胱输出道梗阻者应放置导尿管，既往已经放置者，无论其是否通畅均应重新更换。老年人需要特别注意的是尽量避免使用肾毒性药物。一旦发生 ARF，应尽早采取肾脏替代治疗。老年人特征性的护理措施具体介绍如下。

（1）饮食护理。早期适当限制钠、钾、磷和蛋白质的摄入对老年 ARF 患者有益。限制蛋白质摄入为 0.6 ～ 0.8g/kg（按照理想体重），严格限制钾和钠在 2g/d，有利于未透析者保持氮平衡、控制代谢性酸中毒和磷的正常排泄。

（2）用药护理。对老年人必须使用的药物，应严格按照肌酐清除率调整药物用量，并定期检测尿常规和肾功能，严密观察患者的反应，发现肾中毒迹象时立即告知医生停用或更换药物。

（3）透析护理。老年 ARF 患者透析治疗的指征应采取个体化方案，根据其容量状态和溶质清除情况判断。老年 ARF 患者急诊腹膜透析和血液透析的效果和并发症与其他成年组相似，对心血管功能不稳定的老年人，连续性肾脏替代治疗可以实现平稳超滤和中小分子有效清除。透析患者蛋白质摄入的控制可适当放宽，血液透析者为 1.0 ～ 1.2g/kg（按照理想体重），腹膜透析患者为 1.2 ～ 1.4g/kg（按照理想体重）。

3. 健康指导

（1）预防指导。老年 ARF 重在预防。在做大手术前后、进行造影剂检查前均应防治失水，禁食前通过静脉补液，术后根据中心静脉压进一步补液。同时一定要慎用或禁用肾毒性药物。

（2）恢复期指导。老年人恢复较慢，抵抗力低下，容易发生感染，因此，要做好环境、营养、卫生等方面的护理，如对卧床和虚弱的患者，应定时翻身拍背、保持皮肤清洁，做好口腔护理等。同时遵医嘱定期门诊随访，检测尿量、尿常规和肾功能等。

（二）老年慢性肾衰竭的护理

慢性肾衰竭（CRF）指各种原发性或继发性慢性肾脏病进行性进展引起肾小球滤过率下降和肾功能损害，以代谢产物潴留、水、电解质和酸碱平衡紊乱为主要表现的临床综合征。世界范围内老年 CRF 的发病率及患病率呈逐年增长趋势。在过去 20 年间，加拿大 75 岁以上老年透析患者的比例增长 7 倍，日本 80 ～ 90 岁老年透析患者比例增长 10 倍。随着老龄化社会的到来，我国老年 CRF 的防治问题也越来越重要。

1. 护理诊断

（1）营养失调。低于机体需要量与食欲下降、消化吸收功能紊乱、限制蛋白质摄入等因素有关。

（2）活动无耐力。与并发高血压、心力衰竭、心肌病、心包炎、贫血、电解质和酸碱平衡紊乱有关。

（3）潜在并发症。水、电解质紊乱，酸碱平衡失调。

（4）家庭应对无效。与病情重、并发症多、长期在家中透析等有关。

2. 护理措施

治疗原发病和去除导致肾功能恶化的因素是防治老年 CRF 的重要措施；营养干预是防治老年 CRF 的首要措施，可减轻症状并延缓病情发展；针对性用药和肾脏的替代疗法可减轻 CRF 的各种并发症并提升老年 CRF 患者的生活质量。老年 CRF 的治疗和护理基本与其他成年组一致，具有特征性的干预措施具体包括以下几个方面。

（1）饮食护理。在保证足够热量、优质低蛋白，必要时加用必需氨基酸或 α - 酮酸、限盐限水等饮食原则的前提下，针对老年人应注意以下问题。

1）蛋白质的限制不宜太严格。老年 CRF 患者应以保证足够的营养为前提，因为其本身的合成代谢低下，再加上营养供应不足，易导致严重的营养不良，使得病情恶化。对于老年糖尿病肾病所致 CRF 患者也应如此，不应过分强调低糖、低蛋白饮食，而应适当鼓励老年人进食，由此而出现的高血糖可用降糖药物予以纠正，严重的氮质血症可行透析处理。

2）水、盐的摄入应注意个体化原则。老年 CRF 患者大多并发或合并有心血管疾病，易出现有效血容量不足，因此，过度限水、限盐易造成血容量不足或低盐血症，一定要根据每位老年患者的实际病情有针对性地调整。

（2）用药护理。针对老年人对药物敏感的特点，需要注意以下问题。

1）导泻剂。若使用甘露醇、大黄等导泻剂时应十分慎重，从小剂量开始，逐渐增加，以免造成严重的腹泻而出现医源性的水、电解质和酸碱平衡紊乱。

2）血管紧张素转化酶抑制药（ACEI）。使用 ACEI 治疗高血压时应慎重，在非透析治疗阶段，若血肌酐大于 300μmol/L 或在短期内上升大于原来的 50%，最好不用或停用 ACEI。对血肌酐未达到此标准而使用 ACEI 的老年人，应加强肾功能监测。

3）抗组胺药。老年 CRF 患者因为瘙痒可能用到苯海拉明等抗组胺药，但要注意其有引起老年人嗜睡和认知功能损害的危险。

（3）肾脏替代疗法护理。老年人肾脏替代不同于其他成年组的特点，总结为以下几个方面。

1）适应证。老年人由于常常合并多种慢性疾病，因此其开始透析的指征较其他成年组更加宽松，目前倾向于在疾病的中早期即开始透析治疗，这样不仅可以避免紧急透析，还可以降低病死率。肾移植也是老年 CRF 患者治疗的最佳选择，相对于其他成年组，老年肾移植受者急性排斥反应发生率较低，并且可从合适的免疫抑制剂治疗中受益。

2）禁忌证。老年 CRF 患者肾脏替代治疗的绝对禁忌证很少，有学者建议严重痴呆、转移癌和严重的肝脏疾病者慎用肾脏替代治疗，但进展性痴呆容易和严重肾功能异常所致的精神错乱相混淆，此时给予试验性血液透析是合理的，但如果老年患者的精神症状经过透析没有改善，此时则应告知家属不宜继续进行肾脏替代治疗。对于老年人来讲，认知和行为上的禁忌证比医疗上的禁忌证更为重要，因为透析中心作为公共单位，有不适当、不安全或有暴力行为的患者会严重影响其他患者的治疗。

3）相关护理。接受透析的老年 CRF 患者的饮食原则已在 ARF 中介绍。不同类型的肾脏替代治疗会带给老年人一系列问题，护理人员应仔细监测，及时发现异常并采取措施。血液透析的缺点：老年 CRF 患者在血液透析中心治疗常有的问题包括疼痛、乏力、抑郁、缺乏自由、饮食限制等。腹膜透析的缺点：老年 CRF 患者在腹膜透析中容易出现后背疼痛、腹膜炎、高血糖、肥胖及疝气等问题。肾移植的缺点：老年 CRF 患者肾移植后感染、心血管事件及恶性肿瘤的发生率高，药物的不良反应更多，因此他们在肾移植后不仅面临免疫方面的风险，且面临基础合并症带来的风险。

（4）心理护理。老年 CRF 患者是否接受肾脏替代疗法，应该由老年病、肾脏病相关的医护专家共同组成指导小组，在有家庭成员参与的前提下，提前告知治疗方式、预后、生活质量、治疗费用、优缺点等内容，由老年人和家属各自表达他们的意愿，尊重他们的选择。针对有些老年人愿意在透析中心治疗，愿意享受此种社交机会的情况，要说服其家属尽量给予支持，同时在血透期间增加与老年人的交流。在老年 CRF 患者决定退出透析后要做好临终关怀，尽量减轻其疼痛和痛苦。

（5）健康指导。老年 CRF 患者特征性的指导主要包括以下 3 个方面。

1）饮食指导。研究表明，饮食干预对老年 CRF 患者在推迟透析、提高生存率和生活质量方面均有重要的意义，因此，应指导老年人严格按照老年 CRF 的饮食原则摄取营养。

2）就诊指导。老年 CRF 患者应该尽早到肾病专科就诊，以便早期识别 CRF 的晚期改变，尽快选择合适的肾脏替代治疗方案。

3）用药指导。老年人发生 CRF 后，一些经肾脏排泄的药物易在体内蓄积，因此这些药物的剂量及用药时间都应遵医嘱调整。常用的肾毒性药物包括氨基糖苷类、万古霉素、环孢素 A、解热镇痛药等，日常生活中一定要慎用。同时，要教会老年人及其家属识别目前治疗用药的不良反应，如促红细胞生成素治疗可导致铁缺乏、高血压和血栓形成等。

二、老年心绞痛的护理

老年心绞痛是冠状动脉机械性或动力性狭窄致冠状动脉供血不足，心肌急剧、暂时地缺血、缺氧所引起的以短暂胸痛为主要表现的临床综合征。90% 的老年心绞痛是因冠状动脉粥样硬化引起，也可由冠状动脉狭窄或两者并存引起。

（一）护理诊断

（1）急性 / 慢性疼痛。与心肌缺血、缺氧有关。
（2）活动无耐力。与心肌供血、供氧不足有关。
（3）知识缺乏。缺乏控制诱发因素及药物应用的知识。
（4）潜在并发症。心肌梗死。

（二）护理措施

老年人心绞痛的治疗护理原则是改善冠脉血供和降低心肌耗氧，以改善患者症状，提高运动耐量，改善生活质量。治疗护理目标是治疗冠状动脉粥样硬化，预防心肌梗死，延长生存期。

1. 一般护理

心绞痛发作时，应立即休息，停止原有活动后症状逐渐消失。有条件者及时给予间歇氧气吸入，调节流量为 2 ～ 3L/min。如心绞痛无缓解，舌下含服硝酸甘油 0.5mg，1 ～ 2 分钟起效，必要时间隔 5 分钟可再次含服。

2. 监测病情

严密观察胸痛的特点及伴随症状，随时监测生命体征、心电图的变化，注意有无急性心肌梗死的可能。

3. 用药护理

老年心绞痛治疗所使用的药物种类与一般成人相同，但在使用时要注意结合老年人的特点。

（1）硝酸酯类药。是老年心绞痛患者的常备药，对缓解心绞痛最为有效。针对老年人口干的特点，口服硝酸甘油前应先用水湿润口腔，再将药物粉碎置于舌下，这样有利于药物快速溶化生效，有条件的老年人最好使用硝酸甘油喷雾剂。首次使用硝酸甘油时宜平卧，因老年人易出现减压反射导致血容量降低。注意观察有无头痛、面色潮红、心率反射性加快等不良反应的发生。

（2）β 受体阻滞剂。应遵循剂量个体化的原则，从小剂量开始，使心率维持在 55 次 / 分以上。老年人用药剂量较中年人要小，伴有慢性阻塞性肺疾病、心力衰竭或心脏传导病变的老年人对 β 受体阻滞剂很敏感，易出现不良反应，故应逐渐减量、停药。

（3）钙通道阻滞药。本类药物扩张周围血管，降低动脉压，可引起老年人低血压，应从小剂量开始使用。长效制剂氨氯地平血药浓度与肾功能损害无关，故可适用于老年心绞痛合并高血压的患者。维拉帕米有明显的负性肌力和负性传导作用，用于老年心绞痛治疗时应密切观察其不良反应。外周水肿、便秘、心悸、面部潮红是所有钙通道阻滞药常见的不良反应，其他不良反应如头痛、头晕、失眠、虚弱无力等注意观察。

（4）血小板抑制剂。预防心肌梗死，改善预后。老年人使用阿司匹林、氯吡格雷等药物，不会增加颅内出血的危险性。在使用血小板抑制剂期间应密切观察有无出血倾向，定期监测出血、凝血时间及血小板计数。阿司匹林主要不良反应为胃肠道出血或对阿司匹林过敏。

（5）他汀类药物。具有降脂、抗炎、稳定动脉粥样硬化斑块和保护心肌的作用。对于伴有高脂血症的老年人，应坚持使用此类药物，但应及时发现可能引起的肝脏损害，注意监测转氨酶及肌酸激酶等生化指标。

4. 心理调适

老年人的负性情绪往往来自对疾病的不合理认知，如冠心病是不治之症等，可通过对疾病本质和预后的讲解纠正其错误的理解和认识。也可以指导患者通过自我暗示改变消极心态，减轻精神负担。

（三）健康指导

健康指导应采取综合性措施，包括控制病情发展，恢复、维持和增强患者躯体功能及社交能力。

1. 健康教育

通过教育和咨询，使患者及家属了解心绞痛的发生机制、常见危险因素、治疗和康复的方法，改善他们在治疗、护理和康复中的配合程度。

2. 生活指导

生活方式干预可减少或消除危险因素，延缓病程进展，减少心绞痛发作。老年人心脏储备功能差，稍微增加心脏负荷的活动即可诱发心绞痛，防止诱因特别重要。日常生活中指导患者养成少食多餐的习惯，提倡清淡饮食，戒烟限酒，饮酒每日不超过 50g；根据老年人的心功能状态合理安排活动；避免过度劳累；保持乐观、稳定的情绪；注意防寒保暖；及时控制各种合并症。

3. 康复运动

对稳定型心绞痛患者可在全面评估其病情的基础上，结合自身的运动习惯，有针对性地制订运动计划，实施要循序渐进。住院患者的运动康复和日常活动须在指导和监护下进行。通常活动过程从仰卧位到坐位再到站立，最后下地活动。如活动时没有出现不良反应，可循序渐进到患者能耐受的水平。如活动时出现不良反应，无论坐位和站位，都需终止运动，重新从低一个级别运动量开始。

三、老年急性心肌梗死（AMI）的护理

老年 AMI 是在冠状动脉粥样硬化的基础上，冠状动脉内斑块破裂出血、血栓形成或冠状动脉严重持久地痉挛，发生冠状动脉急性阻塞，冠状动脉血供急剧减少或中断，相应心肌严重而持久地缺血，引起部分心肌缺血性坏死。

（一）护理诊断

（1）急性疼痛。与心肌缺血、坏死有关。

（2）活动无耐力。与心排血量减少有关。

（3）恐惧。与病情危重有关。

（4）潜在并发症。心源性休克、心力衰竭、心律失常。

（二）护理措施

老年 AMI 的治疗护理目标是尽快恢复心肌的血液灌注（到达医院后 30 分钟内开始溶栓或 90 分钟内开始介入治疗）以挽救濒死的心肌，防止梗死扩大，保护和维持心脏功能，减少并发症的发生，使老年人度过急性期。及早发现、及早住院，并加强住院前的就地处理。

1. 一般护理

急性期 12 小时卧床休息，若无并发症，24 小时内应鼓励患者在床上行肢体活动。保持环境安静，减少探视，缓解焦虑。最初几日间断或持续吸氧；在冠心病监护病房进行心电图、血压和呼吸的监测 5 ～ 7 日，除颤仪应随时处于备用状态，必要时监测血流动力学变化。老年 AMI 的饮食、给氧等一般护理与中青年相似，但对有严重并发症以及高龄、体弱者应适当延长卧床时间，下床活动需有人照顾。

2. 用药护理

老年人不同于中青年的特点：

（1）溶栓治疗。排除年龄以外导致脑出血的危险因素，对有适应证的老年 AMI 患者应积极、谨慎地开展溶栓治疗。在此过程中，应密切观察有无头痛、意识改变及肢体活动障碍，注意血压及心率的变化，及时发现脑出血的征象。起病 3 ～ 6 小时，最迟在 12 小时内溶栓，效果最好。

（2）急性介入治疗。老年 AMI 患者介入治疗的并发症相对较多，应密切观察有无再发心前区疼痛，心电图有无变化，及时判断有无新的缺血性事件发生。

（3）常规药物治疗。

1）镇痛剂。吗啡或哌替啶，老年患者对吗啡的耐受性降低，使用时应密切观察有无呼吸抑制、低血压等不良反应。对伴有阻塞性肺气肿等肺部疾病患者忌用。

2）抗凝制剂。阿司匹林能降低 AMI 的死亡率，大于 70 岁的老年人受益更大，已成为老年 AMI 的标准治疗。但老年人在使用过程中要注意观察胃肠道反应及有无出血。

3）β 受体阻滞剂。发病 24 小时内尽早应用可降低老年 AMI 的死亡率，可选用对心脏有选择性的比索洛尔或美托洛尔，从小剂量开始口服，逐渐增量，以静息状态下心率控制在 60 次 / 分为宜。

4）ACEI。可有头晕、乏力、肾功能损害等不良反应，故老年 AMI 患者应使用短作用制剂，从小剂量开始，几天内逐渐加至耐受剂量，且用药过程中要严密监测血压、血清钾浓度和肾功能。

5）钙拮抗剂和洋地黄制剂一般不作为心肌梗死的一线用药。

（4）并发症治疗。

1）心律失常。老年 AMI 窦性心动过缓发生率高于中青年，而老年人多患有前列腺增生或青光眼，用阿托品治疗时易发生尿潴留和青光眼急性发作；用异丙肾上腺素治疗可导致室性心律失常甚至扩大梗死面积，故应慎重并密切观察。

2）心力衰竭。利尿药对 AMI 伴中度心力衰竭有较好疗效，但老年人过度利尿可引起头晕、心慌等不良反应，故应尽量口服给药。老年人易发生洋地黄中毒，故在选用快速制剂和控制剂量的基础上，还应动态监测肾功能和电解质。老年患者对多巴胺易产生依赖性，不宜长期使用。

3）心源性休克。有适应证者应立即溶栓或介入治疗，可明显降低死亡率。

3. 心理调适

老年患者入住监护室时要及时给予心理安慰，告知患者医护人员会随时监测其病情变化并及时治疗处理。医护人员工作应紧张有序，避免因忙乱带给老年人及其家属的不信任和不安全感。

（三）健康指导

老年 AMI 健康指导的大部分内容与老年心绞痛相同，不同点主要体现在健康教育和康复运动两个方面。

1. 健康教育

因为心肌梗死是心脏性猝死的高危因素，应教会老年 AMI 照顾者心肺复苏的技术，以便紧急情况下在家庭实施抢救。

2. 康复运动

美国 Wenger 提出心肌梗死后急性期的康复模式可适用于老年 AMI 患者。Wenger 将心脏康复分为 4 个阶段：第一阶段为急性期，即患者从入院至出院阶段；第二阶段为恢复期，即患者在家延续第一阶段的训练直至心肌梗死瘢痕成熟；第三阶段为训练期即心肌梗死愈合后的安全有氧训练阶段；第四阶段为维持期，即终生有规律的运动。从第二阶段正规康复训练开始，运动处方要求基本同心绞痛。

四、老年高血压的护理

老年高血压是指年龄＞ 65 岁，在未使用抗高血压药物的情况下，血压持续或非同日 3 次以上收缩压（SBP）＞ 140mmHg（18.7kPa）和（或）舒张压（DBP）＞ 90 mmHg（12.0kPa）。若收缩压＞ 140mmHg，舒张压＜ 90mmHg 则定义为单纯收缩期高血压（ISH）。

（一）护理诊断

（1）疼痛。头痛与血压升高所致的脑供血不足有关。

（2）活动无耐力。与血压升高所致的心、脑、肾循环障碍有关。

（3）有受伤的危险。与视物模糊、低血压反应、意识障碍有关。

（二）护理措施

治疗护理的主要目标是将血压调整至适宜水平，避免过度降低血压，最大限度地降低心血管病死亡和致残的危险，提高生活质量。现行的多数高血压指南建议将老年人血压控制在＜ 140/90mmHg 以下，80 岁以上高龄老年人降压的目标值为＜ 150/90mmHg 以上。当老年人血压＞ 140/90mmHg 时即应建议患者积极改善生活方式，特别是减轻体重与减少食盐摄入，血压＞ 150/90mmHg 可以考虑启动药物治疗。老年人高血压的治疗必须是个体化治疗，绝大多数老年高血压患者需要使用两种以上药物。

1. 一般护理

（1）环境舒适。流行病学调查表明，高血压发病受环境因素影响，不良环境刺激可加重老年高血压患者病情，应保持良好的生活环境，如干净整洁、温湿度适宜、光线柔和等，以利于老年人充分休息。护理操作应相对集中，动作轻巧，尽量避免影响老年人休息。

（2）适当运动。根据老年高血压患者危险性分层（同内科护理学）确定活动量。极高危组患者需绝对卧床休息；高危组以休息为主，可根据身体耐受情况，指导其做适量的运动；中危及低危组患者应选择适合自己的运动方式，坚持运动，运动量及运动方式的选择以运动后自我感觉良好、体重保持理想为标准。

（3）疾病管理。老年人血压波动较大，所以应每日定时、多次测量血压。老年人易发生直立性低血压，测血压时必须强调测量立位血压，同时注意观察有无靶器官损害的征象。让患者关注 24 小时血压是否得到平稳控制，尤其是清晨血压是否达标。告知患者，清晨血压控制在＜ 135/85 mmHg 以下，意味着 24 小时血压得到严格控制，其带来的保护作用远远高于基于诊室血压的评估结果。

（4）病情观察。如发现患者意识发生改变，应绝对卧床休息，床头抬高 15°～ 30°，做好口腔护理和皮肤护理，以避免口腔溃疡和压疮的发生。

2. 用药护理

合理选择降压药物不仅有利于血压控制，更重要的是可以降低患者心血管疾病的发病率与致死致残率，减少靶器官损害以及心血管事件的发生。

（1）老年高血压的治疗指南。遵循以下的顺序：①治疗前检查有无直立性低血压。②选择对合并症有益的药物，具体选择的原则是：无并发症者选用噻嗪类利尿药与保钾利尿药；如需第二种药，则用钙拮抗剂；除非有强适应证，不宜应用 β 受体阻滞药。③从小剂量开始，逐渐递增。④应用长效剂型，每日 1 次。⑤避免药物间的相互作用，尤其是诸如非甾体抗炎药等非处方药。⑥观察不明显的药物不良反应：如虚弱、眩晕、抑郁等。⑦为防止血压过低，应定时监测血压。此外，老年高血压合并其他疾病时的降压目标及药物选择，见表 7-1。

表 7-1 老年高血压合并其他疾病时的降压目标及药物选择

合并疾病种类	推荐用药
冠心病	血压控制目标为 <140/90mmHg。如无禁忌证，首选 β 受体阻滞药；伴有心绞痛症状者也可首选长效 CCB
慢性心力衰竭	血压控制目标为 <130/80mmHg。如无禁忌证，首选 ACEI、β 受体阻滞药及利尿药治疗。不能耐受 ACEI 时可用 ARB 替代
糖尿病	血压控制目标为 <140/90mmHg，若能耐受，可进一步降低。首选 ARB 或 ACEI，不能耐受或血压不能达标时，可选用长效 CCB
肾功能不全	血压控制目标为 <130/80mmHg。如无禁忌证，首选 ARB 或 ACEI，必要时选袢利尿药

（2）药物使用及不良反应观察。目前用于降压治疗的一线药物主要有 6 大类，老年高血压患者选药受很多因素影响，如危险分层、合并症等，在考虑药物作用及老年人自身情况的前提下，表 7-2 列出了老年高血压患者对不同药物适应性以及可能出现的不良反应。

表 7-2 老年高血压药物的选用及不良反应观察

降压药物名称	老年高血压患者适应性	副反应
利尿药	低剂量利尿药，特别是噻嗪类是治疗老年高血压的首选药物，特别适用于 ISH 患者	低钾血症、胃肠道反应、高血糖、高尿酸血症等
钙通道阻滞药（CCB）	对老年高血压尤其有效，可作为一线降压药物	下肢水肿、头晕、头痛、心动过速等，心脏传导阻滞和心力衰竭者禁用非二氢吡啶类钙拮抗剂
血管紧张素转换酶抑制剂（ACED）	用于老年高血压可降低心脏前后负荷、不增加心率、不降低心脑肾血流、不引起直立性低血压、无停药反跳现象	皮疹、咳嗽、血管性水肿、味觉异常等。肾动脉狭窄者禁用，同时用保钾利尿药应谨慎
血管紧张素Ⅱ受体拮抗剂（ARB）	具有强效、长效、平稳降压的特点，对老年 ISH 有效	不良反应少，极少发生咳嗽
β 受体阻滞药	老年高血压疗效差。但适用于老年高血压合并心绞痛且心率偏快者，尤其是心肌梗死的二级预防	疲乏、耐力降低，心脏传导阻滞、周围血管病、呼吸道阻塞性疾病慎用或禁用
α 受体阻滞药	适用于老年高血压合并血脂异常、糖耐量异常及周围血管病，尤其是有前列腺增生、排尿障碍者	直立性低血压、晕厥、心悸等

（3）联合两种药物治疗的原则。①从小剂量开始，如果血压不能达标，可将其中一种药物增至足量，如仍不能达标，可将两种药物增至足量或加用小剂量第三种降压药。②避免使用降压机制相近的药物，如 β 受体阻滞药与 ACEI 或 ARB 联合使用。③选用增

加降压疗效、减少不良反应的降压方案，如 β 受体阻滞药与 CCB 联合。

3. 心理调适

老年高血压患者的情绪波动会进一步加重病情，故应鼓励老年人使用正向的调适方法，如通过与家人、朋友间建立良好的关系得到情感支持，从而获得愉悦的感受。

（三）健康指导

高血压治疗的长期性决定了其防治工作的重要领域在社区，医务人员需要通过健康教育、生活指导、康复指导等工作，降低高血压的各种危险因素。研究报道，发展中国家的高血压知晓率、治疗率和控制率分别为 25% ～ 50%、10% ～ 50%、20% ～ 50%，远低于发达国家，做好高血压的健康指导工作尤为重要。

1. 健康教育

对老年人进行面对面培训，提高其有关高血压的知识、技能和自信心，使老年人明确定期检测血压、长期坚持治疗的重要性，避免出现不愿服药、不难受不服药、不按医嘱服药的三大误区，养成定时定量服药、定时定体位定部位测量血压的习惯。告知患者及家属有关降压药的名称、剂量、用法与不良反应，并提供书面材料。

2. 生活指导

（1）控制体重。可通过减少总热量摄入和增加体力锻炼的方法减重。减重速度因人而异。老年人超重很普遍，因此减肥对预防和缓解高血压进展有很大效果。

（2）膳食调节。减少膳食脂肪，补充优质蛋白，增加含钾多、含钙高的食物。减少烹饪用盐及含盐量高的调料，少食各种盐腌食品。多食蔬菜和水果。提倡戒酒。

（3）精神调适。保持乐观心态，提高应对突发事件的能力，避免情绪过分激动。

（4）劳逸结合。生活规律，保证充足的睡眠，避免过度脑力劳动和体力负荷。

（5）补钾。研究表明，无论血压正常者还是高血压患者，补钾都能降低血压，而且钠摄入越高，补钾效果越好。

（6）其他。有证据表明，补钙可稍微降低血压，而且这种效果仅出现在高血压患者中。老年高血压患者还应积极戒烟、少喝咖啡。

3. 康复运动

适当运动不但有利于血压下降，而且可提高其心肺功能。

4. 定期检测

最好家庭自备血压计，每天由家人定时测量血压并记录，尤其是在有自觉症状或情绪波动时，应及时测量，发现血压高于正常值应及时就诊。另外，还需定期做尿常规、血液生化、心电图及眼底检查等。

5. 预后

老年高血压患者的预后主要取决于血压长期控制情况和是否存在靶器官损害及其严重程度。如果患者能够坚持治疗并使血压持久维持在正常水平，一般预后良好。若不进行降压治疗或者血压控制不理想，将会显著增加冠心病、心力衰竭、心肌梗死、缺血性或出血性脑卒中、肾功能损害等并发症的发生率，对预后不利。

五、老年脑卒中的护理

脑卒中又称脑血管意外，是指突然发生的、由脑血管病变引起的局限性脑功能障碍，持续时间超过 24 小时或引起死亡的临床症候群。

（一）护理诊断

（1）躯体活动障碍。与偏瘫或肌张力增高有关。

（2）语言沟通障碍。与意识障碍或病变累及语言中枢有关。

（3）有外伤的危险。与癫痫发作、偏瘫、平衡能力降低有关。

（4）潜在并发症。肺炎、泌尿系感染、消化道出血、压疮、失用综合征。

（二）护理措施

治疗护理的目标是改善梗死区的血液循环，尽可能恢复神经功能，预防急性期并发症的发生，预防脑卒中复发。尽早实施系统化康复指导，提高患者的生活质量。具体措施如下。

1. 一般护理

（1）环境。患者取平卧位，如为昏迷者应尽量减少搬动。为老年人提供安静舒适的环境，既有利于老年人的身心健康，又便于护士与老年人之间有效沟通。

（2）氧疗。间歇给氧，呼吸不畅者及早采用气管插管或气管切开术。

（3）监护。急性脑梗死的老年人应进入脑卒中单元重点监护，密切观察意识、瞳孔、生命体征、肌力、肌张力的变化，加强血气分析、心电图、血压的监测，防止低氧血症、心律失常及高血压的发生。

2. 预防并发症

为预防坠积性肺炎、泌尿系感染、失用综合征等并发症的发生，应指导老年人在急性期生命体征平稳时就进行被动运动，鼓励早期下床活动，日常生活活动尽量自己动手，必要时予以协助，尤其做好个人卫生。尽量避免导尿以免尿路感染。

3.用药护理

老年脑梗死的治疗主要包括溶栓、抗凝、抗血小板聚集、降颅压。

（1）溶栓剂。在起病 3 ～ 6 小时使用可使脑组织获得再灌注，常用药物为尿激酶、重组型纤溶酶原激活剂，该类药物最严重的不良反应是颅内出血，在使用期间应严密观察生命体征、瞳孔、意识状态的变化，同时注意有无其他部位出血倾向。

（2）抗凝剂。可减少短暂脑缺血发作和防止血栓形成，常用药物为肝素和华法林。用药期间严密监测凝血时间和凝血酶原时间。肝素皮下注射拔针时应延长按压时间，以免出血。

（3）抗血小板聚集药。在急性期使用可降低死亡率和复发率，注意不能在溶栓或抗凝治疗期间使用，常用药物为阿司匹林、噻氯匹定和氯吡格雷。除了观察有无出血倾向外，长期使用阿司匹林可引起胃肠道溃疡，因此消化性溃疡患者应慎用。

（4）降颅压药。大面积梗死可出现脑水肿和颅内压增高，需要应用脱水剂降颅压，常用药物有甘露醇、呋塞米、人血白蛋白。使用过程中应记录 24 小时出入量；严密监测心、肾功能；使用甘露醇降颅压时，应选择较粗血管，以保证药物的快速输入。

4.心理调适

同情并理解老年人的感受，鼓励其表达内心的情感，指导并帮助老年人正确处理所面临的困难，对任何一点进步都要予以肯定，通过问题的解决证实老年人的能力与价值，增强战胜疾病的信心。教会家属照顾老年人的方法和技巧，引导家属为老年人提供宽松和适于交流的氛围。

（三）健康指导

1.健康教育

向患者及其家属讲解脑梗死的病因、表现、就诊时机及治疗和预后的关系。解释药物的使用方法及不良反应。心房颤动是老年脑栓塞的常见病因，故对心房颤动的老年人可长期预防性使用抗凝剂或抗血小板聚集药。

2.生活指导

（1）饮食。应适当限制脂肪、糖及盐的摄入，少喝咖啡，每餐进食七八分饱。同时为保证营养摄入充分，对吞咽困难者可进半流食，且速度应缓慢，进食后保持坐位 30 ～ 60 分钟，防止食物反流。因意识模糊不能进食时，可通过静脉或鼻导管供给营养。为防止食物误入气管引起窒息，进食前要注意休息，避免疲劳增加误吸的危险；进餐时告知老年人不要讲话；用杯子饮水时杯中水不能过少，防止杯底抬高饮水增加误吸危险。

（2）穿衣。指导患者穿宽松、柔软、棉质、穿脱方便的衣服，穿衣时先穿患侧后穿健侧，脱衣时顺序相反。不宜穿系带的鞋子。

（3）如厕。训练患者养成定时排便的习惯，如活动障碍，可利用便器在床上排便。可自行如厕者，要有人陪护，以便帮助患者穿脱裤子和观察病情。

3. 康复训练

康复功能训练包括语言、运动及协调能力的训练。

（1）语言。可根据老年人的喜好选择合适的图片或读物，从发音开始，按照字、词、句、段的顺序训练其说话，训练时护士应仔细倾听，善于猜测询问，为患者提供述说熟悉的人或事的机会。同时要对家属做必要指导，为老年人创造良好的语言环境。

（2）运动及协调能力的训练。通过一系列标准化、科学化的运动训练，如平衡练习、步态调整、力量训练等，帮助患者逐步恢复肌肉力量、提高平衡感和协调性。

第四节　老年人消化系统疾病的护理

相对于其他系统疾病，老年人消化系统疾病病死率相对较低。但是，消化系统的问题是老年人疾病并发症、不舒适的根源，如消化不良、暖气、腹泻、便秘、恶心、呕吐、厌食、体重减轻及腹胀等。老年人常见的消化系统疾病包括胃食管反流、慢性胃炎、消化性溃疡等。

一、护理评估

（1）评估老年人的年龄，询问既往病史，如有无慢性胃炎病史，老年慢性阻塞性肺疾病等。

（2）有无饮酒、吸烟等不良嗜好，是否喜饮浓茶、咖啡；有无溃疡病史或与幽门螺杆菌（HP）感染者密切接触（饮食不分餐具）。

（3）询问用药情况。

（4）老年人消化道溃疡病临床表现，如有无腹痛、呕血、便血。

二、护理问题

（1）疼痛。腹痛，与胃酸刺激溃疡面，引起化学性炎症有关。

（2）营养失调。低于机体需要量。

三、护理目标

（1）患者能描述引起疼痛的原因。

（2）能应用缓解疼痛的方法和技巧，疼痛减轻或消失。

（3）能建立合理的饮食习惯和膳食结构。

四、护理措施

1. 疼痛评估

观察疼痛的性质、部位、规律性、加重和缓解的原因。对于疼痛性质、部位和程度突然改变及突然出现烦躁不安或意识改变的老年消化性溃病患者，应高度怀疑穿孔的可能。

2. 去除病因

与患者共同寻找和去除诱发、加重溃疡病及疼痛的因素，如服用非甾体抗炎药者应立即停药，避免暴饮暴食和食用刺激性食物，戒除烟酒等。

3. 生活指导

对于十二指肠溃疡引起空腹痛或夜间痛的患者，准备制酸性食物（苏打饼干等）在疼痛时服用。症状明显者应卧床休息几天至 1 ～ 2 周。

4. 用药护理

遵医嘱使用药物。①制酸剂和胃黏膜保护剂，如氢氧化铝凝胶、碳酸氢镁铝、硫糖铝等，长期服用应注意酸碱平衡紊乱，铝剂易引起便秘，镁剂易引起腹泻，应做好对症处理。②H_2受体拮抗剂，如法莫替丁，与硝苯地平合用时能影响心脏的收缩功能，尤其对于充血性心力衰竭者；可能有一过性肝肾功能损害、粒细胞缺乏、头痛、头晕、嗜睡、疲倦、腹泻及皮疹等反应。③质子泵抑制剂：由于具有强大的抑酸作用，服用后会影响老年人的食欲，引起食欲缺乏，也有引起头晕的不良反应。

5. 进餐方式

定时定量进餐，少食多餐，不过饱，进餐时细嚼慢咽，因咀嚼可增加唾液分泌，而唾液则具有稀释胃酸的作用。

6. 食物选择

选择营养丰富、易于消化的食物。症状明显的患者可以改食半流饮食，如米粥或面食，面食较柔软、易消化且含碱，能中和胃酸。牛奶具有中和胃酸作用，据报道，牛奶中还含有前列腺素 E，适量摄取脱脂牛奶可减轻症状，并有防止溃疡形成及促进溃疡愈合的作用，但牛奶中的钙质会刺激胃酸分泌，不宜多饮。不要食用过甜、过咸、过酸、过辣的食物，忌浓茶、咖啡，戒烟酒。

五、健康指导

向患者和家属讲解引起和加重消化性溃疡的有关因素，指导患者保持乐观的情绪、规律的生活，戒除烟酒。指导患者避免服用引起消化性溃疡的药物，如尽量避免 NSAID（告诉患者哪些药物属 NSAID）的应用，如实属必要，应餐后服用，并同时服用药物预防（如 H_2RA、PPI 或胃黏膜保护剂等）。老年溃疡患者的饮食宜以软饭、米粥、馒头、面条为主食，选用牛奶、豆浆、鸡蛋、菜汤为辅食。忌食腌制、生拌等方法制作的菜肴。

参考文献

[1] 王虹，王目香，林彬，等.常见疾病护理临床实践 [M].上海：上海科学技术文献出版社，2023.

[2] 王卫涛，赵洪艳，许春梅，等.常见疾病护理进展 [M].上海：上海交通大学出版社，2023.

[3] 韩美丽.临床常见病护理与危重症护理 [M].上海：上海交通大学出版社，2023.

[4] 吕相群.实用护理技术操作规程与考核指南 [M].镇江：江苏大学出版社，2018.

[5] 张艳.实用护理技术操作难点与对策 [M].天津：天津科学技术出版社，2018.

[6] 梁伍今.儿科护理学 [M].3 版.北京：中国中医药出版社，2016.

[7] 徐筱萍，赵慧华.基础护理 [M].上海：复旦大学出版社，2015.

[8] 龙亚香，江月英，刘玉华.基础护理技术 [M].武汉：华中科技大学出版社，2017.

[9] 胡鸿雁，黄明勇.康复护理技术 [M].南京：东南大学出版社，2011.

[10] 王叙德.康复护理技术 [M].2 版.南京：东南大学出版社，2015.

[11] 张霄艳，王珏辉，姬栋岩.老年护理技术 [M].2 版.武汉：华中科技大学出版社，2014.

[12] 吕素红.实用精神科疾病诊疗与护理实践 [M].北京：中国纺织出版社，2018.

[13] 冯晓敏，叶宝霞，李亚玲.危重症患者护理技术 [M].武汉：湖北科学技术出版社，2016.

[14] 李乐之，路潜.外科护理学 [M].5 版.北京：人民卫生出版社，2014.

[15] 陈孝平，汪建平.外科学 [M].8 版.北京：人民卫生出版社，2013.

[16] 刘华平，梁涛.内外科护理学 [M].北京：中国协和医科大学出版社，2011.

[17] 程忠义.急救护理技术 [M].北京：中国协和医科大学出版社，2011.

[18] 苏玉华.传染病护理技术 [M].武汉：华中科技大学出版社，2014.

[19] 王松梅，窦丽丽，陈瑞领.传染病护理技术 [M].武汉：华中科技大学出版社，2010.

[20] 郝伟，于欣.精神病学 [M].7 版.北京：人民卫生出版社，2013.

[21] 张艳.实用护理技术操作难点与对策 [M].天津：天津科学技术出版社，2018.

[22] 郝金霞.实用临床护理操作技术 [M].西安：西安交通大学出版社，2015.

[23] 叶文琴.急救护理 [M].北京：人民卫生出版社，2012.

[24] 冯玉芳.实用妇产科护理操作技术 [M].天津：天津科学技术出版社，2018.

[25] 刘扬，韩金艳，刘丽英.全科护理实践 [M].长春：吉林科学技术出版社，2018.

[26] 侯明亮，张宗业.外科护理学 [M].上海：第二军医大学出版社，2010.

[27] 姜广荣，黄运清．护理应急预案与工作流程 [M]．武汉：华中科技大学出版社，2013．

[28] 蒋红，高秋韵．临床护理常规 [M]．上海；复旦大学出版社，2010．

[29] 兰华．常用护理技术 [M]．北京：人民卫生出版社，2010．

[30] 胡秋霞．肾衰竭患者合并心力衰竭的原因分析及护理 [J]．护理研究：上旬版，2011，4:909．

[31] 郑颖，都媛媛．老年心脑血管疾病患者心理问题分析及护理 [J]．临床护理杂志，2011，10（1）:23-24．

[32] 杨玉荣，饶慧燕，王秋红，等．大黄、芒硝辅助治疗重症急性胰腺炎的疗效观察及护理 [J]．亚太传统医学，2011，7（2）:117-118．

[33] 张爱民，杨雪梅．小儿化脓性脑膜炎的治疗和护理 [J]．黑龙江医药，2011，24（2）:321-322．

[34] 刘慧，沈军，何红燕，等．我国老年护理发展现状 [J]．中华现代护理杂志，2010，16（18）:1674-2907．

[35] 王莉莉．不典型急性心肌梗死 30 例的护理总结 [J]．齐齐哈尔医学院学报，2010，31（24）:3980．

[36] 陶莉，刘美萍，唐布敏．护理学基础 [M].2 版．北京：北京大学医学出版社，2016．

[37] 杨立群．基础护理学 [M]．北京：人民卫生出版社，2013．

[38] 余剑珍，季诚．基础护理技术 [M].3 版．北京：科学出版社，2017．

[39] 蒋红，顾妙娟，赵琦．临床实用护理技术操作规范 [M]．上海：上海科学技术出版社，2019．

[40] 李玲，蒙雅萍。护理学基础 [M].3 版．北京：人民卫生出版社，2015．

[41] 谭茜，程金莲，李玉姣．临床护理基金论文研究的可视化分析 [J]．护理研究，2017（15）:1821-1827．

[42] 沈群群．护理安全标识在临床护理中的应用效果 [J]．世界最新医学信息文摘，2017（31）:238．

[43] 黄治英．人性化护理管理在临床护理工作中的应用 [J]．中国卫生产业，2017（9）:133-134．

[44] 曹娟，陈蓉艳．优质护理干预在妇产科临床护理中的应用 [J]．当代医学，2017（9）:158-160．

[45] 董芳，刘光增．质量追踪法在临床护理安全用药管理中的应用评价 [J]．中医药管理杂志，2017（4）:71-72．

[46] 韩先梅，张翠翠．临床护理路径在肝硬化腹水患者中的应用效果 [J]．当代护士（中旬刊），2017（3）:10-12．